U0230177

近红外光谱技术
在新生儿领域的临床应用

主　编　周丛乐　侯新琳

编　者（按姓氏笔画排序）

田丰华　美国德克萨斯大学阿灵顿分校

刘云峰　北京大学第三医院

刘玉和　北京大学第一医院

刘亚男　北京大学第一医院

刘黎黎　北京大学第一医院

汤泽中　北京大学第一医院

李　岳　清华大学

汪待发　北京航空航天大学

张丹丹　四川师范大学

泽　碧　西藏自治区人民医院

周丛乐　北京大学第一医院

赵　军　清华大学

侯新琳　北京大学第一医院

耿悦航　北京大学第一医院

黄　岚　中国农业大学

彭　程　北京大学第一医院

程国强　复旦大学附属儿科医院

腾轶超　清华大学

秘　书　刘黎黎　王旭光

人民卫生出版社
·北京·

图书在版编目（CIP）数据

近红外光谱技术在新生儿领域的临床应用 / 周丛乐，侯新琳主编 . —北京：人民卫生出版社，2022.12

ISBN 978-7-117-34241-4

Ⅰ.①近… Ⅱ.①周…②侯… Ⅲ.①红外光谱 —应用 —新生儿疾病 —诊疗 Ⅳ.①R722.1

中国版本图书馆 CIP 数据核字（2022）第 241719 号

人卫智网	www.ipmph.com	医学教育、学术、考试、健康，购书智慧智能综合服务平台
人卫官网	www.pmph.com	人卫官方资讯发布平台

近红外光谱技术在新生儿领域的临床应用
Jinhongwaiguangpujishu zai Xinsheng'er Lingyu de
Linchuang Yingyong

主　　编：周丛乐　侯新琳
出版发行：人民卫生出版社（中继线 010-59780011）
地　　址：北京市朝阳区潘家园南里 19 号
邮　　编：100021
E - mail：pmph @ pmph.com
购书热线：010-59787592　010-59787584　010-65264830
印　　刷：廊坊一二〇六印刷厂
经　　销：新华书店
开　　本：787 × 1092　1/16　　印张：11
字　　数：186 千字
版　　次：2022 年 12 月第 1 版
印　　次：2023 年 2 月第 1 次印刷
标准书号：ISBN 978-7-117-34241-4
定　　价：98.00 元

打击盗版举报电话：010-59787491　**E-mail：**WQ @ pmph.com
质量问题联系电话：010-59787234　**E-mail：**zhiliang @ pmph.com
数字融合服务电话：4001118166　**E-mail：**zengzhi @ pmph.com

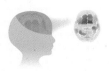

前　言

　　随着社会的发展和医学的全面进步,我国围产、新生儿医学在改革开放以后,特别是进入 21 世纪以来,展现出世人瞩目的发展速度,最突出的成就之一是新生儿和婴儿死亡率降低,跻身于世界先进行列。显而易见的是大量的危重新生儿和极早产儿抢救成功率、存活率显著提高,但伴随而来的问题是这些存活的小儿后期存在多方面的健康困扰,尤其是神经系统异常,如不同程度的运动障碍、认知落后、癫痫、心理行为异常等,成为家庭、社会的沉重负担。鉴于此,在传统的新生儿重症监护生命支持基础上,2008 年美国学者首先提出了新生儿神经重症监护单元(neonatal nero intensive care unit,NNICU)的理念,其宗旨是加强高危新生儿脑保护,建立脑功能监护、发育护理、治疗和远期管理一体化的医疗模式,改善危重儿神经发育结局。脑功能监护包括神经功能临床评估、影像学检查、电生理监测、脑血流动力学监测、脑代谢监测等,其中对脑氧合与氧代谢水平的监测对及时采取有效治疗措施、改善神经系统预后具有重要意义。目前,世界上对新生儿脑氧合与氧代谢监测的方法主要是应用无创、实时、便捷的近红外光谱(near-infrared spectroscopy,NIRS)测定技术,用来评估脑组织氧合水平及脑血流、脑灌注等血流动力学状况。

　　我们基于 NIRS 技术开展新生儿脑氧监测研究已二十余年,这也是一段挥之不去的历史记忆。早在 1994 年,我们获得了美国科学院院士、宾夕法尼亚大学 B.Chance 教授赠予的 RUN MAN 近红外光组织氧检测仪,开始探讨该技术的临床应用。当年,我们还参加了在北京召开的首届 NIRS 技术临床应用国际学术会议,其间有幸结识了与 B.Chance 教授已有学术联系的清华大学生物医学工程系丁海曙教授,由此建立了北京大学第一医院儿科新生儿专业与清华大学生物医学工程系在 NIRS 领域的科研合作,丁海曙教授作为清华团队的学术导师,两个团队,同一目标,携手并进,优势互补。二十余年的严谨求实、辛勤付出,换来了可喜的研究硕果,从实验室样机到不断优化的国产组织氧无创检测仪的研发、应用、推广,从临床前动物实验,到临床研究,再到成熟的高危新生儿脑氧监测方法,真正走出了一条医工结合的服务于临床、贡献于社会的科学研究之路。所有的成果都是两个团队全体成员不懈努力的结晶,也为今后继续开展深入的医工交叉研究打下了扎实基础。

　　当前,新生儿神经重症监护的理念已开始在我国新生儿医学领域推广、实施,但对新生儿脑氧监测的认识尚不够深入、广泛,NIRS 应用也较局限,因此,我们愿将所学到的 NIRS 方面的理论、实践与体会撰写成书,奉献给从事儿科、新生儿神经、重症监护的同道们,以及一切对 NIRS 有兴趣的学者,供大家学习、研究、参考,为推动新生儿神经重症监护的发展,贡献出我们应尽的努力。

　　本书由北京大学第一医院儿科新生儿专业医师团队和清华大学生物医学工程系学者团队共同撰写完成,内容丰富,包括 NIRS 技术的发展历史与基本原理、新生儿脑氧监测可行性的临床前和临床研究、NIRS 在新生儿领域的应用历史与现状、正常与疾病状态下新生儿脑氧变化、监测结果的解读、仪器介绍与操作要点、发展前景等。在书写上尽可能贴切临床应用,通俗易懂,便于读者理解 NIRS 技术,认识脑氧监测在新生儿医学应用的重要性,学习掌握操作方法。

　　谨将此书献给尊敬的 B.Chance 教授和丁海曙教授,表示我们对两位教授深深的敬意与怀念!各位编者、秘书都为此书撰写付出了极大的精力与时间,在此一并表示谢意！本书出版之际，恳切希望广大读者在阅读过程中不吝赐教，欢迎发送邮件至邮箱 renweifuer@pmph.com，或扫描封底二维码，关注"人卫儿科学"，对我们的工作予以批评指正，以期再版修订时进一步完善，更好地为大家服务。

周丛乐　侯新琳

2023 年 1 月

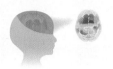

目　录

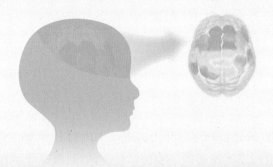

第一章

近红外光谱技术的应用与发展历史

第一节　基本原理

一、人体组织的血氧参数

近红外光谱(near infrared spectroscopy,NIRS)技术是一项在 20 世纪后期兴起并在 21 世纪迅速发展的生物医学检测技术,既是生物医学光子学的重要分支,也是光电子学、信号处理等工程原理与生命医学交叉的重要领域。进入 21 世纪以来,NIRS 的医学应用领域越来越广泛,也日益受到临床医生和相关领域研究人员的关注。在生物医学检测中,近红外光(near infrared,NIR)通常指波长在 700~900nm 的"光谱窗(spectral window)",其对人体组织有良好的穿透性,穿透深度可达数厘米。在这一波段,人体组织对光的吸收主要源于血液中的脱氧血红蛋白(deoxygenated hemoglobin,Hb)和氧合血红蛋白(oxyhemoglobin,HbO_2),且两者的吸收谱存在显著差异(图 1-1-1)。如将不少于 2 个波长的近红外光入射到人体组织并检测出射光的信息,通过求解近红外光与人体组织相互作用的物理模型,有望实时、连续测得人体组织氧合水平等重要生理参数。由于近红外光对人体组织无电离辐射效应,且 NIRS 技术使用的近红外光源功率一般在毫瓦(mW)量级,对人体无创伤,这是其显著优点。

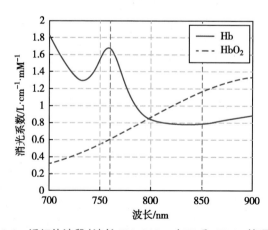

图 1-1-1　近红外波段(波长 700~900nm)Hb 和 HbO_2 的吸收谱

人体组织中密布着大量的微血管,包括微动脉、微静脉和毛细血管(图 1-1-2),氧与微血管血液中脱氧血红蛋白结合生成氧合血红蛋白的程度,即可反映人体组织的氧合水平。人体组织的血氧参数即为各种微血管中血液血氧参数的加权平均效应,由于微静脉血的流速比微动脉血慢,因此微静脉血的血氧参数在组织血氧参数中占主要地位,例如人体脑组织中微静脉血的权重约占 60%~80%,微动脉血约占 15%~20%。

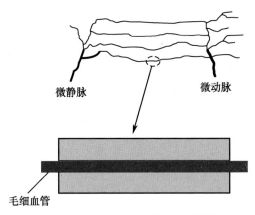

微静脉　　　　　　　　微动脉

毛细血管

图 1-1-2　人体组织中的微细血管示意

人体组织的血氧参数主要包括:

1. **人体组织中的血红蛋白浓度**　包括人体待测组织［也常称作"局部组织"(regional tissue)］中 Hb、HbO_2 的浓度及两者的总浓度,分别记作 C_{Hb}、C_{HbO_2} 及 C_{tHb},$C_{tHb}=C_{Hb}+C_{HbO_2}$,单位均为 μmol/L。其中 C_{Hb} 和 C_{HbO_2} 主要反映人体组织的含氧状况,C_{tHb} 主要反映人体组织中血液充盈的情况,与单位体积人体组织中的全血容积(blood volume,BV)成正比:

$$C_{tHb} \approx 0.112 \cdot BV \cdot [HbT] \qquad (公式 1-1)$$

BV 也是单位体积人体组织中微血管的容积,其量级一般在 2%~5%,且不同组织、不同个体间差异大,［HbT］是全血中的血红蛋白浓度。因此人体组织中的血红蛋白浓度通常远小于血液中的血红蛋白浓度。以人体脑组织(大脑皮层)为例,文献给出 16 例早产儿的脑组织 C_{tHb} 约在 60~150μmol/L,23 例正常足月新生儿的脑组织 C_{tHb} 平均为 39.7μmol/L,均远小于人体血液中的［HbT］(150g/L 左右,约合 2 300μmol/L)。

在此基础上可定义 C_{Hb}、C_{HbO_2} 和 C_{tHb} 相对于各自测量初始值的变化量,记作 ΔC_{Hb}、ΔC_{HbO_2} 和 ΔC_{tHb}。

2. 人体组织的氧饱和度（regional tissue oxygen saturation，rSO_2）　为人体组织中 C_{HbO_2} 占 C_{tHb} 的百分比，也即：

$$rSO_2=\frac{C_{HbO_2}}{C_{HbO_2}+C_{Hb}}$$

（公式 1-2）

有些场合也将 rSO_2 称作组织氧合指数（tissue oxygenation index，TOI）。rSO_2 是人体组织中微动脉血、微静脉血和毛细血管血液各自血氧饱和度的加权平均效应，并且微静脉血的血氧饱和度占主要地位。以脑组织（大脑皮层）为例，脑组织中静脉血的氧饱和度可较好地反映脑组织的 rSO_2，有文献给出新生猪脑组织 rSO_2 与上矢状窦中静脉血氧饱和度一致性很好，新生猪缺氧和恢复供氧过程中脑组织 rSO_2 同颈静脉血氧饱和度相关性好（$R \geqslant 0.9$，$P<0.001$）。

二、近红外光与人体组织的相互作用简介

近红外光与人体组织的相互作用主要包括吸收（absorption）和散射（scattering）两方面，且散射远大于吸收，即人体组织在近红外波段是强散射介质。此时单个光子在组织中的传播路径是随机的，但大量光子仍有概率意义上的平均迁移路径（图 1-1-3），由于这一路径是弯曲的，如使用反射式传感器，即将近红外光源与光电检测器以一定距离 r 置于人体待测组织表面，就有望测得经人体组织吸收、散射后的近红外光，此时大量光子的平均穿透深度约为检测距离 r 的 1/3~1/2。基于这一理论框架，可形成 NIRS 无创、实时、连续检测人体组织血氧参数的四种具体方法。

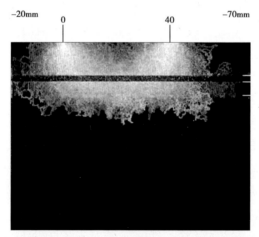

图 1-1-3　大量近红外光子在人体组织中的平均迁移路径仿真示意
灰度值越高表明光子出现的概率越大

1. **稳态 NIRS**　又称连续波（continuous wave，CW）NIRS。此时入射光是恒定强度的近红外光，通过检测出射光相对于入射光的幅度衰减，可解算人体组织中血红蛋白浓度相对于各自测量初始值的变化量 ΔC_{Hb}、ΔC_{HbO_2}、ΔC_{tHb}，也可解算人体组织的氧饱和度 rSO_2。稳态 NIRS 原理简单、信号稳定、仪器便携性好且成本低，临床医学应用最为广泛，其局限性在于难以准确得到人体组织中的 C_{Hb}、C_{HbO_2}、C_{tHb}（绝对量）。

2. **频域（frequency domain，FD）NIRS**　又称高频调制 NIRS。此时入射光被调制为 100~200MHz 的高频正弦波，在人体组织中既有幅度衰减又有相位延迟（后者即反映光在人体组织中的传播时间）。通过检测出射光相对于入射光的幅度衰减和相位延迟，可解算人体组织的光学吸收与散射特性，进而得到人体组织的氧饱和度 rSO_2 及人体组织中的血红蛋白浓度 C_{Hb}、C_{HbO_2}、C_{tHb}。该方法可比稳态 NIRS 得到更多的信息，现已有公司推出了基于这一技术的科研用仪器。但频域 NIRS 需要大量的高频器件，成本较高，抗干扰性能不如稳态 NIRS。

3. **时间分辨光谱（time-resolved spectroscopy，TRS）NIRS**　此时入射光是脉宽皮秒（ps）量级的超短脉冲（$1ps=10^{-12}s$），由于近红外光子在人体组织中传播的随机性，光电检测器接收到大量光子在人体组织中的传播路径长度（也即传播时间）就呈现一定的概率分布，从而在光源发光后的一段时间（通常数百 ps）内可测得出射光强随时间的分布，称作时间点扩散函数（temporal point spread function，TPSF）。通过分析 TPSF 的形态，就可以得到组织的光学参数，进而得到组织的 rSO_2 及 C_{Hb}、C_{HbO_2}、C_{tHb} 等血氧参数。该方法需要大量超高速光学器件，仪器实现较困难，成本高，目前主要用于实验室研究。

4. **全光谱（full-spectrum spectroscopy，FSS）NIRS**　前述三种方法均使用少数几个发光波长（通常 2~4 个），而 FSS 是在较宽的波段内（如 650~1 000nm）每隔数纳米（nm）连续采样，此时发光波长可达几十甚至上百个，对每一个波长则可列出一个光学参数方程，并基于矩阵分析和最优化等数值计算方法，得到组织的 rSO_2 及 C_{Hb}、C_{HbO_2}、C_{tHb} 等血氧参数。该方法需要使用光栅光谱仪等装置，硬件实现相对复杂，目前主要用于实验室研究。

综上所述，上述四种方法中，稳态 NIRS 在临床医学中应用最为广泛，本书的主要内容也围绕稳态 NIRS 展开。

三、稳态 NIRS 无创检测人体组织血氧参数的基本原理

（一）基于修正的 Lambert-Beer 定律,检测人体组织的 ΔC_{Hb}、ΔC_{HbO_2}、ΔC_{tHb}

Lambert-Beer 定律即光学吸收定律。假设厚度为 L 的透明容器中均匀分布浓度为 C 的某种吸收体(图 1-1-4A),出射光强 I 是入射光强 I_0 的指数衰减,对准直入射的情形有:

$$OD=\log\left(\frac{I_0}{I}\right)=\varepsilon CL \qquad (公式\ 1-3)$$

这里 OD 是光密度(即光衰减,optical density,OD),ε 称作摩尔消光系数,是只与吸收体种类和波长有关的常数,由公示 1-3 可求出吸收体的浓度 C。如果该透明容器中有 Hb 和 HbO_2 两种吸收体(图 1-1-4B),使用两个发光波长即可求出两者在该容器中的浓度 $C_{Hb}\left[Hb\right]$ 和 $C_{HbO_2}\left[HbO_2\right]$,这里上标 λ_1、λ_2 为两个波长:

$$OD^{\lambda_1}=(\varepsilon_{HbO_2}^{\lambda_1}\left[HbO_2\right]+\varepsilon_{Hb}^{\lambda_1}\left[Hb\right])L$$
$$OD^{\lambda_2}=(\varepsilon_{HbO_2}^{\lambda_2}\left[HbO_2\right]+\varepsilon_{Hb}^{\lambda_2}\left[Hb\right])L \qquad (公式\ 1-4)$$

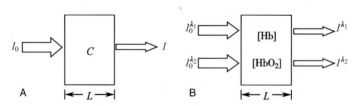

图 1-1-4　透明容器中的 Lambert-Beer 定律示意
A. 单波长;B. 双波长

为将 Lambert-Beer 定律应用于人体组织血氧参数的检测,必须充分考虑近红外波段人体组织的光学特性,对上述基本原理进行如下三方面修正。

1. **散射**　人体组织是强散射介质,除 Hb 和 HbO_2 的光学吸收外,必须考虑散射导致的光衰减,与此同时,近红外光在人体组织中的平均迁移路径是弯曲的,其长度(pathlength,PL)显著大于光源与光电检测器的间距 r。

2. **背景吸收**　除 Hb 和 HbO_2 外,人体组织中的水、黑色素、组织基质等其他物质也会吸收近红外光,一般称作背景吸收(background absorption)。

3. **差分路径因子**　待测人体组织通常被外层组织覆盖,例如检测脑组织血氧参数时,头皮、颅骨是外层组织;检测骨骼肌血氧参数时,皮肤、脂肪是外

层组织；此时光子在待测组织中的平均路径长度（也称作部分路径长度，partial pathlength，PPL）小于 PL，此时一般有 PPL=$r\cdot$DPF，DPF 称作差分路径因子（differential pathlength factor，DPF），它与待测组织的光学特性和外层组织的几何结构有关，文献通过仿真计算给出了成年人前臂和腿部肌肉，以及成年人、新生儿脑组织 DPF 的典型值。

考虑到以上三方面因素，强散射人体组织中修正的双波长 Lambert-Beer 定律可表示为：

$$OD^{\lambda_1}=(\varepsilon_{HbO_2}^{\lambda_1}C_{HbO_2}+\varepsilon_{Hb}^{\lambda_1}C_{Hb})\cdot r\cdot DPF+G^{\lambda_1}$$
$$OD^{\lambda_2}=(\varepsilon_{HbO_2}^{\lambda_2}C_{HbO_2}+\varepsilon_{Hb}^{\lambda_2}C_{Hb})\cdot r\cdot DPF+G^{\lambda_2}$$

（公式 1-5）

这里 G 表示散射和背景吸收引入的光衰减（且以散射引入的衰减为主），其数值未知且与波长有关，因此难以直接求解人体组织中的血红蛋白浓度 C_{Hb}、C_{HbO_2}。但人体组织氧合状态变化时 G 一般不变，将组织氧合状态变化前后的（公式 1-5）式相减，即可消去 G。

$$\Delta OD^{\lambda_1}=(\varepsilon_{HbO_2}^{\lambda_1}\Delta C_{HbO_2}+\varepsilon_{Hb}^{\lambda_1}\Delta C_{Hb})\cdot r\cdot DPF$$
$$\Delta OD^{\lambda_2}=(\varepsilon_{HbO_2}^{\lambda_2}\Delta C_{HbO_2}+\varepsilon_{Hb}^{\lambda_2}\Delta C_{Hb})\cdot r\cdot DPF$$

（公式 1-6）

通过测得两个波长下光密度相对其测量初始值的变化量 ΔOD，即可由公式 1-6 得到待测人体组织的 ΔC_{Hb}、ΔC_{HbO_2}，以及 $\Delta C_{tHb}=\Delta C_{Hb}+\Delta C_{HbO_2}$。这种方法的检测原理及仪器实现都较简单，测得的 ΔC_{Hb}、ΔC_{HbO_2}、ΔC_{tHb} 可在一定程度上反映人体组织氧合状况的变化，其应用广泛且比较成熟。但 ΔC_{Hb}、ΔC_{HbO_2}、ΔC_{tHb} 作为变化量（相对量），无法由此直接得到人体组织氧合状况的绝对水平，这是其明显的局限性。

（二）基于稳态空间分辨光谱方法，检测人体组织的 rSO$_2$

人体组织的氧饱和度 rSO$_2$ 作为绝对量，可反映人体组织氧合状况的绝对水平，更受临床医生关注。由于 rSO$_2$ 无法由 ΔC_{Hb}、ΔC_{HbO_2}、ΔC_{tHb} 直接得到，为解算 rSO$_2$，需进一步探讨近红外光与人体组织相互作用的物理原理。鉴于近红外波段人体组织中 Hb 和 HbO$_2$ 是两种主要的吸收体，待测组织的光学吸收系数 μ_a 可表示为：

$$\mu_a=(\varepsilon_{HbO_2}C_{HbO_2}+\varepsilon_{Hb}C_{Hb})\ln 10$$

（公式 1-7）

ln10 是根据消光系数 ε 的定义引入的常数因子，这样人体组织的 rSO$_2$ 可表示为：

$$rSO_2 = \frac{C_{HbO_2}}{C_{HbO_2} + C_{Hb}} = \frac{\varepsilon_{Hb}^{\lambda_1} - \varepsilon_{Hb}^{\lambda_2} \dfrac{\mu_a^{\lambda_1}}{\mu_a^{\lambda_2}}}{\dfrac{\mu_a^{\lambda_1}}{\mu_a^{\lambda_2}}(\varepsilon_{HbO_2}^{\lambda_1} - \varepsilon_{Hb}^{\lambda_2}) - (\varepsilon_{HbO_2}^{\lambda_1} - \varepsilon_{Hb}^{\lambda_1})} \qquad \text{(公式 1-8)}$$

可见解算人体组织的 rSO_2 归结为求解两个波长下待测组织的吸收系数之比 $\mu_a^{\lambda_1}/\mu_a^{\lambda_2}$。对均匀半无限大的待测组织（图 1-1-5），求解稳态入射光与人体组织相互作用的漫射方程可得：

$$\frac{dOD}{dr} = \frac{1}{\ln 10}\left(\sqrt{3\mu_a\mu_s'} + \frac{2}{r}\right) \qquad \text{(公式 1-9)}$$

这里 μ_s' 是人体组织的约化散射系数，近红外波段的 μ_s' 通常与波长无关，进而可得到 2 个波长下待测组织吸收系数之比：

$$\frac{\mu_a^{\lambda_1}}{\mu_a^{\lambda_2}} = \left(\frac{\dfrac{dOD^{\lambda_1}}{dr}\ln 10 - \dfrac{2}{r}}{\dfrac{dOD^{\lambda_2}}{dr}\ln 10 - \dfrac{2}{r}}\right)^2 \qquad \text{(公式 1-10)}$$

联立（公式 1-8）和（公式 1-10）两式可见，解算待测组织的氧饱和度 rSO_2 归结为得到两个波长下光密度随检测距离的微分 $\dfrac{dOD}{dr}$，这需要引入"空间分辨"的概念，即检测多个不同距离处的出射光强（图 1-1-5），这就是稳态空间分辨光谱（steady-state spatially-resolved spectroscopy，SSRS 或 SRS）算法。

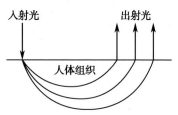

图 1-1-5　均匀半无限大人体组织与空间分辨概念示意

对光子在人体组织中的传输模型及漫射方程等物理原理感兴趣的读者，可查阅相关参考文献。

（三）稳态 NIRS 传感器设计

稳态 NIRS 检测人体组织的血氧参数时，需使用至少 2 个发光波长。图 1-1-1 指出，Hb 和 HbO_2 在 800nm 附近的摩尔消光系数相同（称作"等吸收点"），此时 2 个发光波长应位于 800nm 的两侧，其中一个波长通常选在 760nm 附近，对应 Hb 的吸收峰，另一个波长通常选在 850nm 附近。如使用 3 个或更多个波长，可将其中一个波长选在 800nm 附近。

传感器上的近红外光源和光电检测器一般共线排列。根据检测原理公式 1-6 和公式 1-10 两式，检测人体组织的 ΔC_{Hb}、ΔC_{HbO_2}、ΔC_{tHb} 时使用 1 个光电检测器即可,而检测人体组织的 rSO$_2$ 时,为得到 $\dfrac{\mathrm{d}OD}{\mathrm{d}r}$ 需使用多个光电检测器(通常位于光源的同一侧,图 1-1-5)。文献通过仿真计算指出,如果光源与各检测器的距离均不小于 20mm,并且两个检测器间距在 5~20mm 时,可用 OD 对 r 的差分 $\dfrac{\sigma OD}{\Delta r}$ 代替微分 $\dfrac{\mathrm{d}OD}{\mathrm{d}r}$,也即使用两个检测器即可,这里 σOD 是两个检测器测得的光密度 OD 之差。

$$\frac{\mu_{\mathrm{a}}^{\lambda_1}}{\mu_{\mathrm{a}}^{\lambda_2}} = \left(\frac{\dfrac{\sigma OD^{\lambda_1}}{\Delta r}\ln 10 - \dfrac{2}{r}}{\dfrac{\sigma OD^{\lambda_2}}{\Delta r}\ln 10 - \dfrac{2}{r}} \right)^2 \qquad \text{(公式 1-11)}$$

需要强调的是,由于待测人体组织通常被外层组织覆盖,必须合理选择光源与光电检测器的距离 r,实现传感器与待测组织的最佳耦合(图 1-1-6)。如果 r 太小,则近红外光的平均穿透深度较小,大量光子只在外层组织中迁移,难以携带待测组织的氧合信息;如果 r 太大,则光子的迁移路径较长,组织对光的衰减较大,出射光信号较弱、信噪比低。文献针对存在外层组织的情形,采用仿真计算研究了最佳的检测距离,结果表

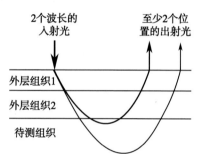

图 1-1-6 稳态 NIRS 的光源与检测器分布示意
标明了外层组织与待测组织

明,检测新生儿脑组织血氧参数时,光源与 2 个检测器的最佳距离为 20mm 和 30mm;检测成年人脑组织血氧参数或前臂、大腿、小腿等部位骨骼肌的血氧参数时,最佳距离为 30mm 和 40mm。此外,SRS 算法(公式 1-10)理论上要求均匀半无限的边界条件,尽管外层组织的存在导致待测人体组织并不完全满足这一条件,但只要实现传感器与待测人体组织的最佳耦合,SRS 算法仍可较准确地得到 rSO$_2$。

(腾轶超)

参考文献

[1] 石丸, 黄润恒, 周诗健, 等. 随机介质中波的传播与散射. 北京:科学出版社, 1986.

［2］徐可欣, 高峰, 赵会娟. 生物医学光子学. 北京: 科学出版社, 2007.

［3］汪立宏, 吴新一. 生物医学光学: 原理和成像. 合肥: 中国科学技术大学出版社, 2017.

［4］腾轶超, 叶大田, 李岳, 等. 无损检测组织氧饱和度的近红外光学传感器的优化设计研究. 光谱学与光谱分析, 2008, 28 (4): 953-957.

［5］DELPY DT, COPE M, DER ZEE P, et al. Estimation of optical pathlength through tissue from direct time of flight measurements. Phys Med Biol, 1988, 33: 1433-1442.

［6］MATCHER SJ, ELWELL CE, COOPER CE, et al. Performance comparison of several published tissue near-infrared spectroscopy algorithms. Anal Biochem, 1995, 227: 54-68.

［7］MCHEDLISHVILI G. Arterial behavior and blood circulation in the brain. New York: Plenue Press, 1986.

［8］LEUNG TS, TACHTSIDIS I, SMITH M, et al. Measurement of the absolute optical properties and cerebral blood volume of the adult human head with hybrid differential and spatially resolved spectroscopy. Phys Med Biol, 2006, 51: 703-717.

［9］WOLF M, VON SIEBENTHAL K, KEEL M, et al. Comparison of three methods to measure absolute cerebral hemoglobin concentration in neonates by near-infrared spectrophotometry. J Biomed Opt, 2002, 7: 221-227.

［10］ZHAO J, DING H, HOU X, et al. In vivo determination of the optical properties of infant brain using frequency-domain near-infrared spectroscopy. J Biomed Opt, 2005, 10: 024028.

［11］HUEBER DM, FRANCESCHINI MA, MA HY, et al. Non-invasive and quantitative near-infrared haemoglobin spectroscopy in the piglet brain during hypoxic stress, using a frequency-domain multi-distance instrument. Phys Med Biol, 2001, 46: 41-62.

［12］DING H, HUANG L, JEN C, et al. Physiological meaning of cerebral oxygen saturation for piglet with hypoxia-ischemia. Proc SPIE, 2004, 5630: 244-252.

［13］SHIGA T, TANABE K, NAKASE Y, et al. Development of a portable tissue oximeter using near infrared spectroscopy. Med&Biol Eng & Comp, 1995, 33: 622-626.

［14］FANTINI S, FRANCESCHINI MA, MAIER JS, et al. Frequency-domain multichannel optical detector for noninvasive tissue spectroscopy and oximeter. Opt Eng, 1995, 34: 32-42.

［15］FANTINI S, HUEBER D, FRANCESCHINI MA. Non-invasive optical monitoring of the newborn piglet brain using continuous-wave and frequency-domain spectroscopy. Phys Med Biol, 1999, 44: 1543-1563.

［16］FERRARI M, MOTTOLA L, QUARESIMA V. Principles, techniques and limitations of near infrared spectroscopy. Can J Appl Physiol, 2004, 29: 463-487.

［17］CERUSSI A, WOERKOM R, WAFFARN F, et al. Noninvasive monitoring of red blood cell transfusion in very low birthweight infants using diffuse optical spectroscopy. J Biomed Opt, 2005, 10: 051401.

［18］PATTERSON MS, CHANCE B, WILSON BC. Time resolved reflectance and transmittance for the non-invasive measurement of tissue optical properties. Appl Opt, 1989, 28:

2331-2336.

［19］ SCHMIDT FEW, FRY ME, HILLMAN EMC, et al. A 32-channel time-resolved instrument for medical optical tomography. Rev Sci Instru, 2000, 71: 256-265.

［20］ KLASSEN LM, MACINTOSH BJ, MENON RS, et al. Influence of hypoxia on wavelength dependence of differential path-length and near-infrared quantification. Phys Med Biol, 2002, 47: 1573-1589.

［21］ YANG Y, SOYEMI OO, SCOTT PJ, et al. Quantitative measurement of muscle oxygen saturation without influence from skin and fat using continuous-wave near infrared spectroscopy. Optics Express, 2007, 15 (21): 13715-13730.

［22］ DUNCAN A, MEEK JH, CLEMENCE M, et al. Optical pathlength measurements on adult head, calf and forearm and head of newborn infant using resolved optical spectroscopy. Phys Med Biol, 1995, 40: 295-304.

［23］ MATCHER SJ, KIRKPATRICK P, NAHID K, et al. Absolute quantification methods in tissue near infrared spectroscopy. Proc SPIE, 1995, 2389: 486-495.

［24］ WANG F, DING H, TIAN F, et al. Influence of overlying tissue and probe geometry on the sensitivity of a near-infrared tissue oximeter. Physiol. Meas, 2001, 22: 201-208.

［25］ TENG YC, DING HS, HUANG L, et al. Non-invasive measurement and validation of tissue oxygen saturation covered with overlying tissues. Prog Natl Sci, 2008, 18: 1083-1088.

第二节　发展历史与应用领域

一、近红外光谱技术和仪器的发展历史

近红外光谱技术监测组织氧代谢可追溯到 1977 年,美国杜克大学的 Jöbsis 教授用无创方法来监测脑组织代谢。20 世纪 80 年代中期,Jöbsis 教授和英国伦敦大学的 Delpy 教授分别研制了可用于动物实验的 NIRS 设备。20 世纪 90 年代初,美国宾夕法尼亚大学的 Britton Chance 教授(1913—2010)研制了世界上第一台用于人体试验的 NIRS 设备,命名为 RUNMAN(图 1-2-1A)。该设备采用修正的 Lambert-Beer 定律,可实时、连续检测人体组织的 ΔC_{Hb}、ΔC_{HbO_2}、ΔC_{tHb}。

1994 年,第一台经美国食品药品监督管理局(food and drug administration,FDA)批准的医用 NIRS 设备问世,即 INVOS3100 型脑组织血氧参数

监测仪(简称脑氧仪)。该设备采用修正的 Lambert-Beer 定律得到人体组织的 ΔC_{Hb}、ΔC_{HbO_2}、ΔC_{tHb}，并通过经验值拟合法解算人体组织的 rSO_2，该设备的诞生极大推进了 NIRS 技术的临床应用。Delpy 教授与日本公司合作，研制了 NIRO-300 型脑氧仪(图 1-2-1)，采用稳态空间分辨算法解算人体组织的 rSO_2 (该仪器将其命名为 TOI)。目前，国际上取得医疗器械注册证的各种脑氧仪，其核心算法依旧源自修正的 Lambert-Beer 定律和空间分辨算法两大类。需要指出的是，由于不同设备的核心算法不同，校准方法也存在差异，其正常值范围也各有不同。有国外学者将市售各种脑氧仪进行了横向对比，发现不同设备在测量精度、消除外层组织影响方法等方面存在一定差异，并认为采用空间分辨算法的脑氧仪可更准确反映人体大脑皮层的氧合变化。

清华大学医学院生物医学工程系丁海曙教授(1937—2009)领导的课题组，自 1994 年以来一直从事 NIRS 无损检测组织血氧领域的研究。通过 20 余年的不懈努力，经历检测算法的专题研究、样机研制与性能评定、医工结合的临床研究、产品开发与应用推广等阶段，在原理算法、测试技术、临床应用等方面取得了一系列创新性的成果。截至目前，课题组已经研制了 5 代 NIRS 样机，并与企业合作推进了相应技术及仪器的产业转化。

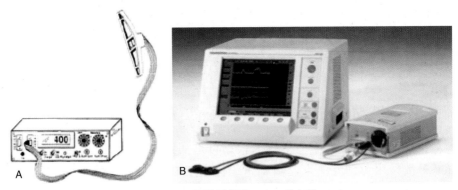

图 1-2-1　国外早期的 NIRS 脑氧仪
A. RUNMAN；B. NIRO-300

目前，NIRS 仍然是生物医学光子学与临床医学交叉领域的研究热点，近年的研究进展主要体现在三方面：

1. 针对 NIRS 光学检测原理的深入研究　例如结合扩散相关光谱 (diffuse correlation spectroscopy，DCS)技术无创检测组织中的血流量，消除外层覆盖组织、运动伪迹等对 NIRS 检测的影响等。

2. **基于 NIRS 测得的人体组织血氧参数** 采用现代信号处理手段挖掘深层次信息,例如李增勇教授及其课题组采用小波分析等方法研究人体组织血氧参数的频域特征,用于评估脑组织血流动力学的调节机制等。

3. **学科交叉研究** 目前更多的研究采用阵列分布的光源和光电检测器,基于 NIRS 实现脑组织血氧参数的拓扑成像,并与功能磁共振(functional magnetic resonance imaging,fMRI)、脑电等手段相结合,针对脑功能、脑连接等开展深入研究,已成为生物医学光学与神经科学等学科交叉的研究热点。

二、NIRS 技术的主要临床应用领域

(一)围术期脑保护

麻醉术中多种因素可能引发患者脑缺氧,如血液过度稀释、血压过低、体温过高、气栓和血栓的产生、通气障碍等。特别是在一些心脏外科手术,如先天性心脏病修补术、主动脉弓置换术、冠脉搭桥术、瓣膜替换术及心脏移植术等,由于术中患者血流动力学指标易发生大幅波动,且这些手术中大多需要进行体外循环,患者血流呈非生理状态,患者围术期脑缺氧的发生概率明显高于一般手术。对于一些神经外科手术,如有创伤性脑损伤、蛛网膜下腔出血、复杂类型颅内动脉瘤、颅底血管球颈瘤、延髓成血管细胞瘤等场合,或颈动脉内膜剥脱术、颈动脉支架等手术,如果患者脑血流自主调节能力较差,则易发生脑组织灌注不足或过度灌注,影响患者神经系统预后。此外,对于老年患者和婴幼儿患者,以及术前合并急/慢性脑卒中病史、短暂脑缺血发作、中重度颅脑血管狭窄、阿尔茨海默病、帕金森病等脆弱脑功能患者,其脑血流自主调节功能通常弱于正常人,在围术期更容易发生脑缺氧缺血事件。患者脑氧异常可能导致术后神经系统并发症发生率升高、前额叶损伤、住院时间延长等不良后果,甚至导致严重的神经系统后遗症直至死亡。

目前,麻醉医生在术中常依据心率、平均动脉血压、脉搏血氧饱和度等方法评估患者循环状况和氧合水平。这些手段主要聚焦于患者的体循环和全身氧供应,而忽视了对组织微循环灌注状态、局部组织氧供需平衡的关注。NIRS 技术弥补了常规临床监测方法的局限,为麻醉医生提供了客观的参考依据,使得临床医生能够第一时间发现患者脑组织缺氧缺血事件,及时采取措施进行干预,降低因脑缺氧引发神经系统后遗症的发生概率(图 1-2-2)。

（二）危重患者的微循环评估

NIRS 脑氧监测可用于评估心肺复苏患者的自主循环恢复（return of spontaneous circulation，ROSC）效果、预测最佳除颤时间；为心脏术后重症患者脑保护提供指导；对输血进行指导以避免过度输血；还可用于评价重症患者的微循环（通过血管阻断实验，对复苏治疗/给药效果给予有效评价）；对接受体外膜肺氧合（extracorporeal membrane oxygenation，ECMO）治疗患者的保护（脑氧监测作为第一时间警报，组织氧监测预防远端肢体肌肉坏死、截肢）；对重症监护室（intensive care unit，ICU）中患者压疮组织的氧合监测；以及对神经外科重症患者脑缺氧预警（如颈动脉内膜剥脱术后脑组织过度灌注、蛛网膜下腔出血患者预防迟发性脑缺血）；对创伤性脑损伤患者脑灌注动态评估等，从而对 ICU 患者进行多方位的保护（图 1-2-3）。

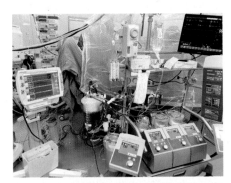

图 1-2-2　NIRS 设备用于心脏外科体外循环手术中的脑氧监测

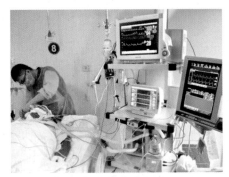

图 1-2-3　NIRS 设备用于重症监护室患者的脑氧及区域组织氧监测

（三）组织移植

临床工作中，当人体组织部分缺损时，往往通过移植自体其他组织以弥补缺损部位，如颌骨重建、乳房再造等。皮瓣移植是整形外科常见的手术，通过移植可达到修复缺损、重建功能、改善外形等。但移植组织常发生血供障碍、血肿、感染、撕脱等并发症而最终无法成活，其原因可能包括血管痉挛、血管代偿性扩张较慢、吻合支开放不足等。因此，对移植组织进行严密观察和护理十分重要，能否挽救吻合血管危象的关键在于发现要早，探查要果断、及时。

目前，移植组织血液循环检测大多还是依靠临床医生主观判断，如观察皮色、皮温、水肿程度或通过毛细血管充盈实验等，缺乏较客观的手段。有医生采用激光多普勒技术探查皮瓣血液循环状况,但该技术只适合观察动脉血管栓塞,而难以观测到静脉血管栓塞,而且对操作者的经验要求较高。NIRS技术可无损、连续、实时监测移植皮瓣的氧合水平和灌注状况,为临床医生的判断提供客观依据。清华大学丁海曙教授课题组与北京大学口腔医院蔡志刚教授合作,从动物实验开始,在颌面外科腓骨瓣移植术后血液循环监测(图 1-2-4)领域开展了大量研究,发现手术后 24 小时内患者移植侧的平均rSO$_2$ 显著低于对照侧,且手术后移植侧的 rSO$_2$ 先逐渐下降,至手术后 8~12小时达到最低点,然后逐渐回升。可见手术后 24 小时内,移植侧的血液循环普遍差于对照侧,特别是手术后 8~12 小时移植侧的血液循环最差,应特别关注。丁海曙教授课题组与天津医科大学肿瘤医院尹健教授在乳房再造术后皮瓣监测领域合作,也发现了类似结果,并将 NIRS 技术用于术中腹直肌皮瓣的取舍。

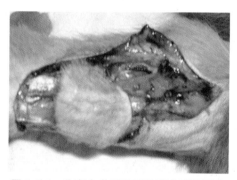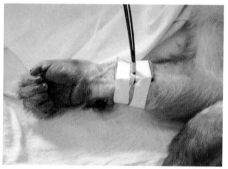

图 1-2-4　北京大学口腔医院蔡志刚教授将 NIRS 设备用于恒河猴游离皮瓣血液循环监测

(四)运动医学

1992 年,美国宾夕法尼亚大学 Britton Chance 教授首次将 NIRS 技术用于观察划艇运动员股四头肌恢复过程中的血红蛋白浓度变化。清华大学丁海曙教授课题组与北京体育大学合作,在该领域开展了大量研究,发现在递增负荷运动过程中,随着运动负荷的增加,受试者肌肉组织的 C_{HbO_2} 明显下降,恢复过程中 C_{HbO_2} 明显升高,且专业运动员的 C_{HbO_2} 下降和升高幅度明显超过普通人(图 1-2-5)。2009 年,课题组与北京协和医院齐贺彬教授合作,发现运动中股四头肌氧饱和度 rSO$_2$ 的变化幅度与受试者运动能力有密切关系,可利用 rSO$_2$评价肌肉组织中氧输送与消耗的平衡点,进而定量评估肌肉组织的有氧代谢能力。江汉大学徐国栋教授研究了肌氧与血乳酸、最大摄氧量等指标间的相互关系等。

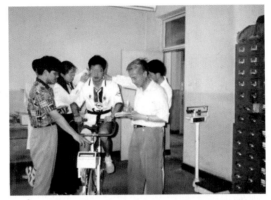

图 1-2-5　清华大学 NIRS 课题组与北京体育大学合作，
进行功率自行车递增负荷实验中的肌氧监测

（李　岳）

参考文献

［1］蔡志刚, 田丰华, 等. 近红外光谱系统在游离皮瓣微循环血氧检测中的应用研究. 中华
显微外科杂志, 2002, 25 (3): 47-48.

［2］李岳, 丁海曙, 黄岚, 等. 近红外光谱方法在颌面外科皮瓣移植术后监测中的应用. 光谱
学与光谱分析, 2005, 25 (3): 377-380.

［3］尹健, 张学慧, 孟扬, 等. 带蒂横行腹直肌肌皮瓣乳房再造中Ⅳ区皮瓣的取舍. 中华医学
美学美容杂志, 2007, 13 (2): 71-74.

［4］尹健, 张婷, 张学慧, 等. 带蒂横行腹直肌肌皮瓣乳房重建围手术期皮瓣血氧状况分析.
中华整形外科杂志, 2010, 26 (3): 225-226.

［5］李岳, 齐贺彬, 史济招, 等. 用光谱方法检测肌氧饱和度实现不同人群运动功能的评估.
光谱学与光谱分析, 2010, 30 (2): 440-443.

［6］沈友清, 王建珍, 徐国栋. 肌氧含量的相对有效下降值与最大摄氧量的对比研究. 武汉
体育学院学报, 2007, 41 (1): 58-60.

［7］王强, 王跃华, 林圣普. 血氧饱和度的红外光谱光电法测量. 国外医学生物医学工程分
册, 1998, 21 (6): 343-350.

［8］丁海曙, 王培勇, 王广志. 动脉血管及肌肉中含氧量的无损检测计. 世界医疗器械,
1996, 2 (3): 40-43.

［9］丁海曙, 腾铁超. 组织血氧参数近红外无损检测技术及自主创新之路. 激光与光电子学
进展, 2007, 44 (9): 14-31.

［10］张龙, 陈丽莉, 孙熠, 等. ICU 患者压疮易患部位组织血氧变化的近红外光谱监测分析. 护理学杂志, 2012, 27 (24): 4-7.

［11］梁佳明, 王晶, 梅建生, 等. 基于扩散相关光谱的血流检测方法研究. 光谱学与光谱分析, 2012, 32 (10): 2749-2752.

［12］JÖBSIS FF. Noninvasive infrared monitoring of cerebral and myocardial oxygen sufficiency and circulatory parameters. Science, 1977, 198: 1264-1267.

［13］DELPY DT, COPE M. Quantification in tissue near-infrared spectroscopy. Phil Trans R Soc Lond B, 1997, 352: 649-659.

［14］CHANCE B, COPE M, GRATTON E, et al. Phase measurement of light absorption and scatter in human tissue. Rev Sci Instrum, 1998, 69: 3457-3481.

［15］CHANCE B, DAIT MT, ZHANG C, et al. Recovery from exercise-induced desaturation in the quadriceps muscles of elite competitive rowers. Am J Physiol, 1992, 262: 766-775.

［16］STEENHAUT K, LAPAGE K, BOVE T, et al. Evaluation of different near-infrared spectroscopy technologies for assessment of tissue oxygen saturation during a vascular occlusion test. J Clin Monit Comput, 2017, 31: 1151-1158.

［17］TENG Y, DING H, GONG Q, et al. Monitoring cerebral oxygen saturation during cardiopulmonary bypass using near-infrared spectroscopy: the relationships with body temperature and perfusion rate. J Biomed Opt, 2006, 11: 024016.

［18］BANGALORE-YOGANANDA CG, ROSENBERRY R, SONI S, et al. Concurrent measurement of skeletal muscle blood flow during exercise with diffuse correlation spectroscopy and Doppler ultrasound. Biomed Opt Exp, 2018, 9: 131-141.

［19］FERREIRA LF, HUEBER DM, BASTROW TJ. Effects of assuming constant optical scattering on measurements of muscle oxygenation by near-infrared spectroscopy during exercise. J Appl Physiol, 2007, 102: 358-367.

［20］NASSERI N, KLEISER S, OSTOJIC D, et al. Quantifying the effect of adipose tissue in muscle oximetry by near infrared spectroscopy. Biomed Opt Exp, 2016, 7: 4605-4619.

［21］VIRTANEN J, NOPONEN T, KOTILAHTI K, et al. Accelerometer-based method for correcting signal baseline changes caused by motion artifacts in medical near-infrared spectroscopy. J Biomed Opt, 2011, 16: 087005.

［22］LI ZY, ZHANG M, CHEN GQ, et al. Wavelet analysis of lumbar muscle oxygenation signals during whole-body vibration: implications for the development of localized muscle fatigue. Euro J Appl Physiol, 2012, 112: 3109-3117.

［23］HAN QY, ZHANG M, LI WH, et al. Wavelet coherence analysis of prefrontal tissue oxyhaemoglobin signals as measured using near-infrared spectroscopy in elderly subjects with cerebral infarction. Microvas Res, 2014, 95: 108-115.

［24］TIAN FH, DELGADO MR, DHAMNE SC, et al. Quantification of functional near-infrared spectroscopy to assess cortical reorganization in children with cerebral palsy. Opt Exp, 2010, 18: 25973-25986.

［25］ZHANG YJ, LU CM, ZHU CZ, et al. Detecting resting-state functional connectivity in the language system using functional near-infrared spectroscopy. J Biomed Opt, 2010, 15: 047003.

［26］ XU GC, ZHANG M, WANG Y, et al. Functional connectivity analysis of distracted drivers based on the wavelet phase coherence of functional near-infrared spectroscopy signals. PLOS ONE, 2017, 12: 0188329.

［27］ QUARESIMA V, FERRARI M. Functional near-infrared spectroscopy (fNIRS) for assessing cerebral cortex function during human behavior in natural/social situations: a concise review. Organizational Research Methods, 2019, 22: 46-68.

［28］ FEDOROW C, GROCOTT HP. Cerebral monitoring to optimize outcomes after cardiac surgery. Curr Opin Anaesthesiol, 2010, 23 (1): 89-94.

［29］ FISCHER GW, LIN HM, KROL M, et al. Noninvasive cerebral oxygenation may predict outcome in patients undergoing aortic arch surgery. J Thorac Cardiovasc Surg, 2011, 141 (3): 815-821.

［30］ PEREZ W, DUKATZ C, DALATI S, et al. Cerebral oxygenation and processed EEG response to clamping and shunting during carotid endarterectomy under general anes-thesia. J Clin Monit Comput, 2015, 29: 713-720.

［31］ MURKIN JM, ADAMS SJ, NOVICK RJ, et al. Monitoring Brain Oxygen Saturation During Coronary Bypass Surgery: A Randomized, Prospective Study. Anesthesia and Analgesia, 2007, 104 (1): 51-58.

［32］ KANO H, SAITO T, MATSUI T, et al. Using Regional Cerebral Oxygen Saturation Measurements to Study When to Deliver Shocks During CPR: Can Optimal Timing Be Determined？ Circulation, 2014, 130: 218.

［33］ FRISCH A, SUFFOLETTO BP, FRANK R, et al. Potential Utility of Near Infrared Spec-troscopy in out-of-hospital cardiac arrest: An Illustrative Case Series. Prehosp Emerg Care, 2012, 16 (4): 564-570.

［34］ HUANG J, ZHOU Y, ZHU D. Systemic haemodynamics and regional tissue oxygen saturations after bidirectional cavopulmonary shunt: positive pressure ventilation versus spontaneous breathing. Interactive Cardiovascular and Thoracic Surgery, 2016, 23 (2): 235-239.

［35］ JORDI M, JAUME M, MASIP, et al. Near-infrared spectroscopy StO2 monitoring to assess the therapeutic effect of drotrecogin alfa (activated) on microcirculation in patients with severe sepsis or septic shock. Annals of Intensive Care, 2013, 3: 30.

［36］ YOUSEF KM, BALZER JR, CRAGO EA, et al. Transcranial regional cerebral oxygen desaturation predicts delayed cerebral ischaemia and poor outcomes after subarachnoid haemorrhage: A correlational study. Intensive Crit Care Nurs, 2014, 30 (6): 346-352.

［37］ DAVIES DJ, SU Z, CLANCY MT, et al. Near-Infrared Spectroscopy in the Monitoring of Adult Traumatic Brain Injury: A Review. Journal of Neiurotrauma, 2015, 32: 933-941.

［38］ CAI ZG, ZHANG J, ZHANG JG, et al. Evaluation of near infrared spectroscopy in moni-toring postoperative regional tissue oxygen saturation for fibular flaps. J Plastic Reconstructive Aesthetic Surg, 2008, 61 (3): 289-296.

［39］DING H, WANG G, LEI W, et al. Non-invasive quantitative assessment of oxidative metabolism in quadriceps muscles by near infrared spectroscopy. Br J Sports Med, 2001, 35: 441-444.

第三节　新生儿头部组织光学参数的测量与应用

一、组织光学参数的微观解释

从微观角度来说,单个光子在生物组织中的传输过程是一个随机游动的漫射过程。如果不考虑荧光(fluorescence)或磷光(phosphorescence)激发现象,以及多普勒频移(Doppler shift)效应,光子与组织中的微小颗粒会不断地发生弹性碰撞(散射),直至被组织吸收或逸出表面被检测到(图1-3-1)。

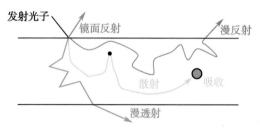

图 1-3-1　光子在生物组织中的传输过程

吸收系数 μ_a 的微观物理含义是光子在被组织吸收之前所走过的平均路径长度的倒数,单位为 cm^{-1} 或 mm^{-1}。在 700nm 到 900nm 的波长范围内组织的典型吸收系数为 $0.05\sim0.3cm^{-1}$。

散射系数 μ_s 的微观物理含义是在两次连续的散射之间光子所走过的平均路径长度的倒数,单位为 cm^{-1} 或 mm^{-1}。

两次连续的散射可能改变方向,用各向异性因子 g 描述,当 g=1 时表示完全前向散射,g=–1 时表示完全后向散射,当 g=0 时表示各向同性散射。在大多数生物组织中,光子更可能发生前向散射,g 的值介于 0.7 和 0.99 之间。

实际工作中,通常将散射系数 μ_a 和各向异性因子 g 合并简化成约化散射系数 $\mu_s{}'$。约化散射系数是指有效的各向同性散射,其微观物理含义是光子在完全失去其原来的飞行方向之前所经过的路径长度的倒数,单位为 cm^{-1} 或 mm^{-1}。生物组织的约化散射系数 $\mu_s{}'$ 常在 4~15cm^{-1} 之间。生物组织是一种强散射介质,其约化散射系数要远远大于吸收系数($\mu_s{}' \gg \mu_a$)。

二、组织光学参数的检测

从微观角度来说,被检测器检测到的光子在组织内的飞行路线长度可以反映在其飞行时间上。通过检测光子的在人体内的飞行时间,借助一个经过合理简化的生物组织光子扩散数学模型就可以得到生物组织的光学特征参数(吸收系数、约化散射系数)。

目前,有两种方法可以精确测量光子在组织内的飞行时间:时间分辨光谱(TRS)法和频域(FD)法。在数学上,这两种方法可以通过傅里叶变换关联起来。

(一) 时间分辨光谱测量方法

时间分辨光谱利用一个皮秒级超短脉冲激光照射待测生物组织,在一段距离(通常只有几个厘米)外检测脉冲的响应函数,数学上称之为时间点扩散函数(TPSF)。

时间分辨光谱仪器利用时间相关的单光子计数方法,通过大量的统计采样采用来提高信噪比,获得脉冲信号的波形,然后利用漫反射数学模型非线性优化进行曲线拟合算法求解出被测组织的光学参数。

一个典型的时间分辨光谱反射测量信号,脉冲激光信号被展宽成纳秒(ns)级信号,图中的圆圈代表数学模型的计算值,组织吸收系数和约化散射系数均会影响该信号的轮廓形状。

(二) 频域测量方法

频域近红外光谱(FD-NIRS)方法,通常采用数百 MHz 的正弦信号对激光的光强进行调制,在距离光源一定距离处(通常是几个厘米)测量出射光的幅度和相位。检测到的与光源同频率的正弦信号,由于组织的吸收和散射作用,信号的直流部分和交流幅度都被衰减,同时有一个微小的相位延迟。

由于组织的吸收和散射作用,该正弦调制光在组织中传播时其强度受到很大的衰减,同时其相位也产生了延迟。在检测器处检测到的出射光和入射光之间的相位差反映了光子在组织内的平均飞行时间,而衰减后的振幅则反应了组织的衰减特性,借助一个生物组织中光子传输的数学模型,即可以由这些振幅和相位信息求解出组织的吸收和散射系数。

在频域测量中可以得到三个已知量:直流信号、交流信号和相位延迟。而未知量只有两个:吸收系数和约化散射系数。只需要选取其中的两个组合就可以求解除待测组织的光学参数。由于检测的信号直流部分容易受到外界光线的影响,通常利用信号的交流部分和相位差。

频域方法巧妙地将光子的飞行时间的测量转化为相位偏移的测量。从而降低了时间分辨方法对仪器设计的近乎苛刻的检测指标,极大降低了仪器的复杂程度和造价。

三、组织光学参数的生理学应用

由于大脑的活动伴随着脑组织光学特性的变化,组织的吸收系数 μ_a 和约化散射系数 μ_s' 可以提供许多与大脑活动生理过程的相关信息。

(一) 吸收系数的应用

根据修正的 Beer-Lambert 定理,组织光吸收系数可以表示成组织中不同色团的消光系数与其浓度乘积的累加和。通过测量多个波长的吸收系数就可以获取这两种血红蛋白和细胞色素氧化酶的浓度,进而得到组织中氧气的消耗与供应,以及能量代谢方面的信息。

大脑组织中的主要吸收色团是氧合血红蛋白(HbO_2)、还原血红蛋白(Hb)和细胞色素氧化酶。由于细胞色素氧化酶的浓度不到血红蛋白浓度的 10%,其测量结果易受血红蛋白的干扰,这使得对这种色团的检测十分困难。由于检测手段的限制和对细胞色素氧化酶的生化作用机理缺乏了解,目前对影响细胞色素氧化还原状态的各项生理因素之间的关系还存在很多争议。

(二) 约化散射系数的应用

约化散射系数的变化过程本身就可以在细胞的层次揭示神经细胞活动的内在规律。另外,利用多个波长进行拟合还可以得到一些细胞结构方面的信息。

在早期的研究中,由于不能区分组织对光线的散射作用和吸收作用,组织的散射特性变化常对吸收特性的定量解释造成干扰。最近,随着可以定量检测吸收系数和散射系数的新型仪器的应用,有关组织的散射特性在神经功能方面的研究逐渐引起了人们的兴趣。

研究表明,组织缺血、坏死,以及大脑皮层活动、发育异常及恶性转移等生理变化都会对组织的光学特性产生微小而重要的扰动。因此,精确地定量测量组织的光学特征参数有助于跟踪组织结构和功能的变化。

21

四、小结

本节从微观角度解释了组织光学参数的含义,介绍了测量组织光学参数的时间分辨光谱和频域方法,以及这些光学参数在临床研究中的应用。

(赵 军)

参考文献

［1］ SEVICK EM, CHANCE B, LEIGH J, et al. Quantitation of time-and frequency-resolved optical spectra for the determination of tissue oxygenation. Anal. Biochem, 1991, 195 (2): 330-351.

［2］ PATTERSON M, CHANCE B, WILSON B. Time resolved reflectance and transmittance for the non-invasive measurement of tissue optical properties. Appl. Opt, 1989, 28: 2331-2336.

［3］ GIOVANNELLA M, SPINELLI L, PAGLIAZZI M, et al. Accuracy and precision of tissue optical properties and hemodynamic parameters estimated by the Babylux device: a hybrid time-resolved near-infrared and diffuse correlation spectroscopy neuro-monitor. Biomed. Opt. Express, 2019, 10: 2556-2579.

［4］ TORRICELLI A, PIFFERI A, TARONI P, et al. In vivo optical characterization of human tissues from 610 to 1010 nm by time-resolved reflectance spectroscopy. Phys. Med. Biol, 2001, 46 (8): 2227-2237.

［5］ PHAM TH, COQUOZ O, FISHKIN JB, et al. Broad bandwidth frequency domain instrument for quantitative tissue optical spectroscopy. Rev. Sci. Instrum, 2000, 71 (6): 2500-2513.

［6］ ZHAO J, DING HS, HOU XL, et al. In vivo determination of the optical properties of infant brain using frequency-domain near-infrared spectroscopy. J. Biomed. Opt, 2005, 10: 024-028.

［7］ SCHOLKMANN F, ZOHDI H, NASSERI N, et al. Absolute Values of Optical Properties of Human Head Tissue: Dependence on Head Region and Individual. Adv Exp Med Biol, 2018, 1072: 325-330.

［8］ FRANCESCHINI MA, THAKER S, THEMELIS G, et al. Assessment of infant brain development with frequency-domain near-infrared spectroscopy. Pediatr Res, 2007, 61 (5 Pt 1): 546-551.

［9］ EDWARDS AD, BROWN GC, COPE M, et al. Quantification of Concentration Changes in Neonatal Human Cerebral Oxidized Cytochrome-Oxidase. J Appl Physiol, 1991, 71 (5): 1907-1913.

［10］ BARKER JW, PANIGRAHY A, HUPPERT TJ. Accuracy of oxygen saturation and total hemoglobin estimates in the neonatal brain using the semi-infinite slab model for FD-NIRS data analysis. Biomed Opt Express, 2014, 5 (12): 4300-4312.

［11］赵军. 新生儿大脑组织光学参数的无损检测. 北京: 清华大学出版社, 2005.

［12］COOPER CE, SPRINGETT R. Measurement of cytochrome oxidase and mitochondrial energetics by near-infrared spectroscopy. Phil. Trans. R. Soc. Lond. B. 1997, 352 (1354): 669-676.

［13］QUARESIMA V, SPRINGETT R, COPE M, et al. Oxidation and reduction of cytochrome oxidase in the neonatal brain observed by in vivo near-infrared spectroscopy. Biochimica et Biophysica Acta-Bioenergetics, 1998, 1366 (3): 291-300.

［14］MOURANT JR, FUSELIER T, BOYER J, et al. Predictions and measurements of scattering and absorption over broad wavelength ranges in tissue phantoms. Appl Opt, 1997, 36: 949-957.

［15］NILSSON AM, STURESSON KC, LIU DL, et al. Changes in spectral shape of tissue optical properties in conjuction with laser-induced thermotherapy. Appl Opt, 1998, 37: 1256-1267.

［16］STRANGMAN G, BOAS DA, SUTTON JP. Non-invasive neuroimaging using near-infrared light. Biol. Psychiatry, 2002, 52 (7): 679-693.

［17］GRATTON G, FABIANI M. The event-related optical signal: a new tool for studying brain function. International Journal of Psychophysiology, 2001, 42: 109-121.

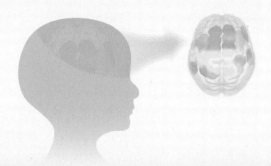

第二章
近红外光谱脑氧监测可行性的基础研究

第一节　准确性的体外研究

　　为了对系统准确性、稳定性进行测试,论文采用国际上通常使用的液体模型标准方法。利用浓度为 0.5% 的 Intralipid 白色乳浊液来模拟人体组织的光散射作用,此时散射系数可按文献中的公式计算出来,散射系数为 0.5mm^{-1},吸收系数在一定范围内可改变。图 2-1-1 为组织模型建立示意图。取 20% Intralipid 溶液 25ml 放入 1 000ml 烧杯中。为了保证加入血液后不会发生溶血现象,预先在溶液中加入适当浓度的无机盐溶液(17.5‰ 的磷酸氢二钾、7‰ 的磷酸二氢钠混合液)以配制成等渗缓冲液,取 935ml 加入 1 000ml 的烧杯中,取全血 40ml 放入 Intralipid 溶液中。实验过程中溶液温度保持在 35~37℃ 左右。将传感器探头以图 2-1-1 中的方式与组织模型耦合,在传感器探头与组织模型之间用 PVC 膜分隔,PVC 膜的光谱特征见图 2-1-2 所示(光谱仪型号:SNIR-A 型光谱仪测试),在测量波段内,光透过率均为 84% 左右(数据见表 2-1-1),且膜厚不大于 50μm,对血氧参数测量无影响。图 2-1-3 为所做校准实验和所用血气分析仪示意图。

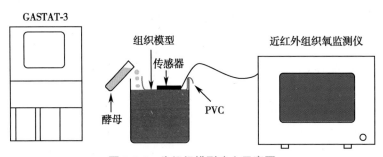

图 2-1-1　为组织模型建立示意图

　　首先以 2L/min 的速率向组织模型充氧,10 分钟使模型中的血红蛋白充分氧合,这时读取本仪器显示的饱和度值,从液体模型中取样 2ml 放入血气分析仪(型号:GASTAT-3)中,读取饱和度值;将酵母按 1mg/ml 的比例放入模型中,当加入酵母后,酵母使氧合血红蛋白还原,在这个过程中不断取样用血气分析仪测出采样点血样的饱和度值。校准结果如图 2-1-4 所示,认为线性相关度很好。

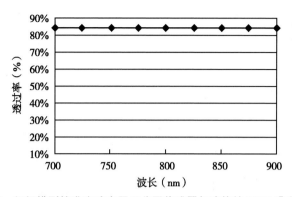

图 2-1-2　组织模型校准实验中用于分隔传感器与液体的 PVC 膜光谱特征

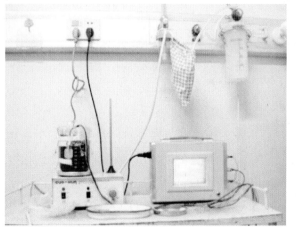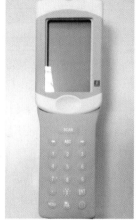

图 2-1-3　校准实验和使用的血气分析仪

表 2-1-1　PVC 膜的光谱数据（SNIR-A 型光谱仪测试）

波长 /nm	透过率
700.3	84.3%
725.1	84.1%
750.9	84.3%
775.3	84.2%
800.2	84.0%

续表

波长 /nm	透过率
825.1	83.9%
850.3	83.8%
875.1	83.8%
899.8	84.3%

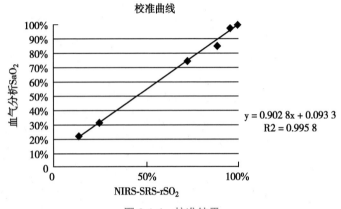

图 2-1-4　校准结果

在校准过程中使用血气分析仪作为标准仪器,这种方法为国际上通用的组织血氧仪器校准的"金标准"。从血气分析仪的检测原理来看,测定血气的仪器主要由专门的电极分别测出血氧分压(partial pressure of oxygen,PO_2)、血二氧化碳分压(partial pressure of carbon dioxide,PCO_2)和 pH 值等数据,并推算出一系列参数。

尽管 PO_2 是表示 O_2 物理溶解的状态,但这个参数是与饱和度值有确定的定量关系(符合 O_2 解离曲线),这一点在第一章中已进行了说明。若 PO_2 已知,根据文献提供的计算公式,计算出正常生理条件下［pH=7.4,PCO_2=40mmHg(5.33kPa),T=37℃］的饱和度值。若在正常生理条件下已知 PO_2,可使用文献给出的公式(2-1)计算出饱和度值。

$$SO_2=100(a1\ x + a2\ x^2 + a3\ x^3 + x^4)/(a4 + a5\ x + a6\ x^2 + a7\ x^3 + x^4)$$

(公式 2-1)

公式 2-1 中 SO_2 为血氧饱和度,x 为 PO_2,a1~a7 为系数,其中 a1=−8 532.228 9,a2=2 121.401 0,a3=−67.073 989,a4=935 960.87,a5=−31 346.258,a6=2 396.167 4, a7=−67.104 406。

由于解离曲线受到温度、pH 值、PCO_2，以及 2,3- 二磷酸甘油酸的影响，文献中还给出了在一定的温度、pH 值、PCO_2 条件下，PO_2 实测值转换成正常生理条件下 PO_2 的计算公式 2-2，公式 2-2 中 T 为摄氏温度，PCO_2 为二氧化碳分压。而当 pH 值、PCO_2、T 为正常生理条件，则不需要校正。

$$PO_2 = \left[PO_{2\text{实测}} \right] \times 10^{(0.024(37-T))} + 0.40\left(pH - 7.40 \right) + 0.06\left(\log_{10}(40) - \log_{10}(PCO_2) \right)$$

（公式 2-2）

需要注意以下两点：①对于组织血氧仪器的用户而言，购买了商用组织血氧仪器，则该仪器厂家应该明确标识已经对其进行了校准，用户不需要自行校准；若出现使用问题时，应由厂家负责进行校准。②组织血氧仪器开发时，校准中不能将探头直接贴在玻璃烧杯的杯壁上。一般玻璃烧杯的吸收系数为 $0.001mm^{-1}$、厚度为 2.5~3mm，折射率为 1.5，散射小于 $0.01mm^{-1}$，实际中这些光学参数应被考虑。Monte Carlo 仿真得到空间灵敏度图像显示，有一部分光子直接从玻璃层迁移到检测器处，这样使相对漫反射率改变较大，在实际的测试中也证实了这一点，直接的影响就是检测光强增大，其中光强信号中的很大一部分贡献来自玻璃层。

需要注意的是，尽管使用酵母降低其氧饱和度可以在一定范围内进行校准，但每次使用的酵母的活性可能有差异，因此其用量控制起来有一定困难。于是，可对上述校准方法进行改进，比如使用连二亚硫酸钠（$Na_2S_2O_4$）可以得到组织模型的多个稳定的氧合状态，以便用于校准。这种改进的校准方法更可靠，详细叙述可参考相关文献。

（黄　岚）

参考文献

[1]　SUZUKI S, TAKASAKI S, OZAKI T, et al. A tissue oxygenation monitor using NIR Spatially resolved spectroscopy. SPIE, 1999, 3597: 582-592.

[2]　VAN STAVEREN HJ, MOES CJ, PRAHL SA. Light scattering in intralipid-10% in the wavelength range of 400-1100nm. Applied Optics, 1991, 30 (31): 4507-4520.

[3]　SEVERINGHAUS JW. Simple, accurate equations for human blood O_2 dissociation computations. Journal of Applied Physiology, 1979, 46 (3): 599-602.

第二节　新生鼠缺氧后脑氧代谢变化的实验研究

围产期缺氧缺血性脑损伤的发病核心是脑组织供氧不足,激发多种病理机制交互作用的共同结果。在诸多损伤机制中,脑细胞的能量衰竭被认为是首先发生的重要环节。由于能量产生障碍,致使细胞正常生理活动不能维持,最终导致神经细胞不可逆性损伤。

细胞产生能量依赖于细胞生物氧化过程的顺利进行,不但涉及其本身生化代谢多种酶的活性,同时也与对脑细胞的供氧、脑氧合状况密切相关。近红外光谱(NIRS)对组织氧的检测技术于 20 世纪 90 年代初传入我国,成为连接缺氧后脑组织病理、生化基础研究和在活体上进行脑氧代谢功能应用研究之间的纽带,开启了了解新生儿脑组织氧状况的希望之光,也为本团队在该方向上系列研究奠定了基础。在近红外技术对发育中的脑组织氧测定的临床前研究之初,是应用新生鼠缺氧缺血模型进行的实验性探索,虽是初步研究,但为之后更深一步进行的动物实验和临床研究提供了依据。

一、新生鼠缺氧缺血后脑细胞生物氧化受损

(一)缺氧后脑细胞线粒体结构受损

细胞生物氧化产生能量的过程在线粒体的内嵴进行,故缺氧后脑细胞生物氧化能量衰竭的研究首先由线粒体结构的改变入手。

研究选用 7 日龄 Wistar 大鼠,体重 13~18g,缺氧缺血模型的制备通过结扎左侧颈总动脉,吸入 $8\%O_2$(氮氧混合气)2 小时。对缺氧后的新生鼠断头,取左侧脑半球,立体显微镜下剥离海马,将 CA1 区超薄切片,通过透射电镜观察锥体细胞层线粒体形态,应用医学图像分析系统进行生物体视学计量分析,以确切了解缺氧对能量产生的场所线粒体结构的破坏程度。

结果显示,新生鼠缺氧后脑海马 CA1 区椎体细胞线粒体结构破坏,明显变形、肿胀,外膜不完整,内嵴排列紊乱,有溶解、断裂,甚至呈现空泡变性现象。经生物体视学定量分析,肿胀的线粒体平均截面周长和平均截面积增加,缺氧与对照组分别为 $2.22 \times 10^{-1} \mu m$、$1.50 \times 10^{-1} \mu m$($P<0.01$),产生能量的功能区嵴膜密度和嵴平均截线长却减少,缺氧组线粒体嵴平均截线长为 0.5μm,对照

组为 1.3μm（$P<0.01$），说明缺氧使线粒体产生能量的功能区严重受损（表 2-2-1）。

表 2-2-1　不同缺氧时间新生鼠脑细胞线粒体形态特征参数（$\bar{X}\pm S$）

分组	n	Vv（$\times 10^{-2}$）	A（$\times 10^{-1}$ μm²）	B（μm）	δ（μm⁻¹）	δ_m（μm⁻¹）	L（μm）
对照组	4	9.5 ± 1.8	1.50 ± 0.16	2.00 ± 0.10	17.0 ± 0.95	10.7 ± 1.8	1.3 ± 0.3
HI 1h 组	4	9.8 ± 1.2	2.23 ± 0.32**	2.48 ± 0.28*	14.2 ± 1.21*	6.7 ± 2.4*	1.2 ± 0.5
HI 2h 组	4	10.1 ± 3.2	2.22 ± 0.26**	2.32 ± 0.15*	14.3 ± 2.15*	3.4 ± 1.1**△	0.5 ± 0.7*
F		0.08	10.7	6.71	4.42	15.8	11.2
P		0.926 7	0.004 1	0.016 5	0.046 1	0.001	0.003 3

与对照组相比，*$P<0.05$，**$P<0.01$；2h 与 1h 相比，△$P<0.05$。Vv：线粒体体积密度；A：线粒体平均截面积；B：线粒体平均截面周长；δ：线粒体比表面积；$δ_m$：线粒体平均嵴膜面积；L：线粒体嵴膜平均截线长。

（二）缺氧后细胞线粒体呼吸链受损

细胞生物氧化能量产生的必经之路是线粒体呼吸链，由线粒体内嵴上 50 余种酶组合成的 4 个复合酶体，顺序排列形成呼吸链，呼吸链不断氧化还原，传递电子，即氧化磷酸化的生化过程。最终能量产物为 ATP，为细胞生理活动提供能源（图 2-2-1）。

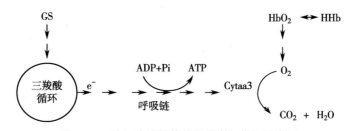

图 2-2-1　脑细胞线粒体能量代谢与供氧示意图

摄入人体的葡萄糖被吸收后进入细胞线粒体，经三羧酸循环释放电子。电子在线粒体呼吸链上多种酶的作用下，不断进行氧化还原反应传递电子，终末环节是细胞色素 aa3（cytochrome aa3，Cytaa3）。Cytaa3 接受传递给细胞的氧，生成二氧化碳和水，排出体外。与此同时，二磷酸腺苷（adenosine diphosphate，ADP）与有机磷酸相结合，生成三磷酸腺苷（adenosine triphosphate，ATP），即维系细胞生理功能的能量。这就是氧化磷酸化的全过程。

细胞能量代谢所需的氧来自血液中的氧合血红蛋白脱氧，脱氧后的血红蛋白又经血液循环返回肺中,重新与氧结合,并继续为组织供氧。氧的两次交换循环往复进行。

研究取缺氧后的新生鼠左侧脑半球,提取线粒体,测定呼吸链复合酶体Ⅰ~Ⅳ活性和ATP合成量。由本研究结果可见:缺氧后脑细胞线粒体呼吸链复合酶体Ⅰ~Ⅳ活性均降低,其中以复合酶体Ⅰ+Ⅲ活性变化尤为明显,缺氧组(3.1±1.3)μmol/L,对照组(9.5±2.3)μmol/L,说明呼吸链在电子传递过程中,从烟酰胺腺嘌呤脱氢酶经辅酶Q至细胞色素C的传递障碍最为严重(表2-2-2)。

表 2-2-2 缺氧缺血对新生鼠脑细胞线粒体复合酶体的影响

组别	n	复合酶体($\text{mol/L}, \bar{X} \pm S$)			
		Ⅰ	Ⅰ+Ⅲ	Ⅱ+Ⅲ	Ⅳ
对照组	7	40±28	9.5±2.3	3.89±0.96	9±6
缺氧缺血组	6	29±21	3.1±1.3*	2.32±1.17	7±3

与对照组相比,*$P<0.01$。

ATP的合成量也明显减少,在缺氧后24小时,缺氧组ATP合成量(44±19)nmol/(mg·pro),对照组为(92±25)nmol/(mg·pro)($P<0.01$),而且在缺氧后72小时内始终处于低水平,线粒体的上述功能改变与形态改变呈正相关。提示缺氧抑制了呼吸链酶的活性,影响了氧化磷酸化偶联关系,从而阻碍了ATP的合成,是缺氧性脑损伤机制中能量衰竭的基础(表2-2-3)。

表 2-2-3 缺氧对线粒体ATP合成量的影响[$\text{nmol} \cdot (\text{mg} \cdot \text{Pro})^{-1}, \bar{X} \pm S$]

组别	ATP合成量
对照组	169.8±38.4
缺氧1h组	80.0±61.4
缺氧2h组	61.0±64.8

细胞生物氧化能够顺利进行的另一关键环节是不断摄取氧,使氧化磷酸化循环持续进行,被称之为"线粒体呼吸"。在研究中还测定线粒体功能的两项指标:①最大呼吸速度(maximal respiratory rate,MRR),即每分钟每毫克线粒体蛋白对氧的消耗量,反映呼吸链传递电子过程中对氧的利用速度;②呼吸控制比(respiratory control ratio,RCR)反映了氧化与磷酸化偶联,合成ATP时

的耗氧。结果表明,缺氧后线粒体呼吸功能明显减弱,呼吸控制比及最大呼吸速度均降低,RCR 在缺氧组 2.66 ± 0.56,而对照组为 3.92 ± 0.59($P<0.01$),影响了细胞对氧的摄取,提示细胞生物氧化过程的瘀滞状态(表 2-2-4)。

表 2-2-4　不同缺氧时间新生鼠脑细胞生物氧化功能测定($\bar{X} \pm S$)

分组	n	最大呼吸速度（nmol/min/mg·Pr）	呼吸控制比	ATP 合成量（nmol/mg·Pr）
对照组	7	19.35 ± 2.79	3.92 ± 0.591	169.8 ± 38.4
缺氧 1h 组	7	14.07 ± 2.12**	3.13 ± 0.569*	80.0 ± 61.4**
缺氧 2h 组	7	13.06 ± 1.79**	2.66 ± 0.556**	61.0 ± 64.8**
F		15.47	8.62	7.53
P		0.000 1	0.002 4	0.004 2

注:* 与对照组比较 $P<0.05$,** 与对照组比较 $P<0.01$。

二、新生鼠缺氧后脑氧合降低

脑细胞生物氧化过程不停顿地进行,两次氧的交换成为细胞生物氧化能量产生取之不尽的氧的来源。近红外光谱测定技术所检测的正是两种形式血红蛋白转换的结果,为我们实时提供瞬间变化的脑氧合信息,不但能了解脑内对细胞的供氧过程,也体现了在细胞生物氧化过程中对氧的摄取、利用和代谢状况。

对新生鼠脑组织氧的监测实验中,应用仪器为 NIRO-500。在红外光区 450~1 000nm 处所得光吸收度变化为不同形式血红蛋白的变化。在 830nm 处光吸收度变化为细胞色素 aa3/ 氧化型细胞色素 aa3（cytaa3/CtO$_2$）的改变。监测时发射光源及接收光源分置于鼠头两侧,数值显示间隔 5 秒。图像显示范围:血红蛋白 ±20mmol,细胞色素 aa3 ± 2mmol,同步记录变化数值。

实验首先观察了新生鼠在缺氧和复苏过程中脑氧的变化,即在静态下监测到吸入空气氧时脑氧的基础水平,然后予以吸入 8% 低浓度氧,1 分钟后再恢复空气氧正常呼吸。监测结果显示,缺氧可使脑内氧合发生戏剧性变化,缺氧后脑 HbO$_2$ 迅速降低,Hb 随之升高,提示缺氧对脑氧合的影响是急剧的、严重的。吸入 21% 常氧复苏后,HbO$_2$ 再次上升,Hb 同时下降,基本达到原始的基础状态。至新生鼠生理状态稳定后,重复这一实验过程,呈现一致的变化规律(图 2-2-2)。说明缺氧后脑氧的变化结果是可信的。在监测过程中,总血红蛋白浓度(C_{tHb})在缺氧后有反应性变化,但恢复基线水平较慢,Cytaa3 曲线有同步性变化,但变化幅度较微弱,监测的准确性有待进一步研究。

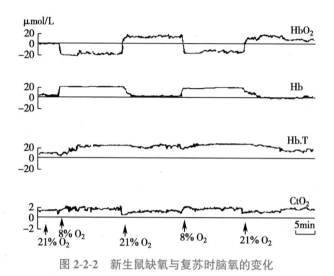

图 2-2-2　新生鼠缺氧与复苏时脑氧的变化

新生鼠在重复缺氧复苏过程中,NIRS 监测显示,缺氧后脑 HbO_2 迅速上升,Hb 随之降低,曲线变化方向相反,常氧复苏后基本恢复原水平。重复实验,变化规律一致。

在此基础上的另一实验模型是在新生鼠结扎颈总动脉后开始监测,并予以短暂缺氧,比较缺氧前及缺氧后 30 分钟、60 分钟、90 分钟、120 分钟的数值变化。研究结果显示,缺氧缺血可使脑内氧合发生与前实验同样变化,即 HbO_2 迅速降低,Hb 同步升高,停止缺氧后 2 小时仍未恢复正常(表 2-2-5,图 2-2-3)。

表 2-2-5　缺氧缺血对脑组织氧合的影响($\bar{X} \pm S$, μmol/L)

项目	缺氧前	缺氧后 /min				
		0	30	60	90	120
C_{HbO_2}	1.5	$-16.5 \pm 6.0^{**}$	$-18.2 \pm 2.0^{***}$	-19.8 ± 1.0	-19.5 ± 1.0	$+19.5 \pm 1.0$
C_{Hb}	4.2	$+23.2 \pm 8.0^{**}$	$+32.2 \pm 5.0^{***}$	$+30.8 \pm 6.0$	$+31.0 \pm 4.7$	$+29.2 + 7.0$
C_{tHb}	3.2	$+6.0 \pm 12.0$	$+13.8 \pm 9.0$	$+10.8 \pm 7.0$	$+11.0 \pm 5.4$	$+12.2 \pm 7.0$
C_{CtO_2}	0.8	$+1.0 \pm 0.8$	$+1.5 \pm 0.6$	$+1.5 \pm 0.6$	$+1.0 \pm 1.6$	$+1.2 \pm 1.0$

与缺氧前比较:$^{**}P < 0.01$,$^{***}P < 0.001$;$n = 4$。

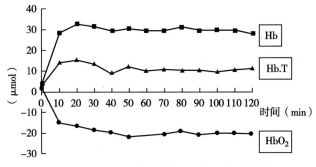

图 2-2-3 新生鼠缺血缺氧后脑组织氧的变化

应用 NIRS 监测的新生鼠缺血缺氧后脑组织氧的变化。可见缺氧缺血后 HbO_2 与 Hb 迅速变化,在监测的 2 小时内未恢复。总血红蛋白浓度(C_{tHb})在短暂升高后无明显变化。

上述研究初步探讨了 NIRS 技术对新生鼠缺氧缺血性脑损伤时脑氧合监测的可信性和可行性,为进一步研究和临床诊疗提供了理论依据。在完成了新生鼠缺氧模型实验后,本团队又开始了缺氧缺血新生猪多生物指标的监测实验,证实近红外脑氧变化与病理改变和其他指标的相关性。在动物实验基础上,正式进入临床研究,包括正常新生儿脑氧合状况和脑氧合曲线特点,不同程度缺氧对脑氧合的影响,脑氧合功能异常与脑电生理及影像学检查异常的关系,宫内慢性缺氧新生儿脑氧合功能异常与神经行为异常的关系,缺氧后心功能损害及脑氧合的关系,脑氧合异常对估价远期预后的价值,脑活动增强时脑氧合反应性变化,早产儿脑反应性变化规律等。所有这些研究,是不断深入的过程,对当今认识、开展新生儿重症神经监护无疑是有积极作用的。

(周丛乐)

参考文献

[1] 汤秀英, 周丛乐, 苗鸿才, 等. 新生鼠缺氧缺血性脑损伤线粒体形态观察及定量研究. 北京医科大学学报, 1997, 29 (2): 134-135, 141.

[2] 苗鸿才, 周丛乐, 汤秀英, 等. 缺氧缺血新生鼠脑线粒体形态及功能改变的相关研究. 中华围产医学杂志, 1999, 2 (1): 24-26.

[3] 陈晓霞, 周丛乐, 苗鸿才. 新生大鼠缺氧缺血对脑细胞线粒体氧化磷酸化的影响及干预治疗. 新生儿科杂志, 1996, 11 (6): 266-268.

[4] 周丛乐, 苗鸿才, 冯琪, 等. 缺氧缺血对新生鼠脑组织氧合状态及线粒体呼吸的影响. 北

京医科大学学报, 1997, 29 (3): 249-251.

［5］周丛乐, 张家洁, 周林, 等. 新生儿缺氧后脑氧合功能的变化及其与脑损伤程度的关系. 中华围产医学杂志, 1998, 1 (1): 37-39.

［6］刘赛军, 周丛乐. 宫内缺氧对新生儿神经行为和脑反应性功能的影响. 中国实用儿科杂志, 1999, 14 (5): 281-283.

［7］崔惠英, 周丛乐. 围产期窒息缺氧后心脏损害对脑氧合的影响. 新生儿科杂志, 2001, 16 (1): 6-8.

［8］张家洁, 周林, 周丛乐. 近红外光谱测定技术对缺氧新生儿脑反应性功能检测的意义. 新生儿科杂志, 1997, 12 (6): 241-243.

［9］侯新琳, 周丛乐, 黄岚, 等. 早产儿脑反应性及其神经发育的近红外光评价研究. 中华儿科杂志, 2006, 44 (6): 445-449.

第三节　新生猪缺氧模型脑氧变化的研究

围产期缺氧缺血是发生脑损伤的高危因素,可导致新生儿脑病,病情严重者甚至遗留脑性瘫痪、癫痫和视听功能损害等神经损害。

脑组织缺氧是脑损伤发生的核心环节,监测脑组织的氧合是临床上不可缺少的内容。近红外光谱(NIRS)技术可无创、连续的监测脑组织氧饱和度(rSO_2),能比较准确地反映脑组织实际的氧合情况。

但是国内外用脑 rSO_2 对脑损伤及损伤程度的评定尚无统一规范的标准,但确定缺氧后脑损伤的 rSO_2 阈值对临床判断脑损伤至关重要。笔者所在课题组通过动物实验制备缺氧模型,以脑 rSO_2 作为不同缺氧程度的分组标准,拟通过多参数的检测和脑组织形态学病理切片,研究不同 rSO_2 与脑损伤的关系。

【动物实验】

(一) 实验对象

生后 7 天北京种白条猪 27 头,体重(2.2 ± 0.5)kg,雌雄不限,由北京大学实验动物中心提供。根据缺氧过程脑 rSO_2 不同(rSO_2 为参变数)分为 5 组。缺氧组每组各有 6 只小猪,对照组有 3 只小猪。实验通过北京大学第一医院动物伦理委员会批准并备案。

(二) 实验过程

缺氧模型的制备是根据周文浩等方法实现的。按照时间顺序可将动物实

验分为如下三个过程,实验过程见图 2-3-1:

1. **缺氧前的手术准备**　给予新生猪氯胺酮 50mg/kg 诱导麻醉后继以戊巴比妥 0.15~0.2mg/kg 全麻。即刻气管插管(直径 2.5mm),采用 Blease frontline 690 麻醉机进行机械通气,吸入氧浓度 21%。其后右侧股动脉置管,有创检测血压和备抽血样(缺氧结束后检测血气分析),静脉留置供补液和给药的通道,环境温度稳定 25℃。手术结束后,把近红外传感器置于新生猪的头部,弹力绷带固定,无创实时检测脑 rSO_2。

2. **实现脑缺氧**　待 rSO_2 稳定 5 分钟后,令新生猪吸入不同氧浓度的低氧混合气体(氧气占 3%~11%,其余为氮气),使 rSO_2 迅速下降 2~3 分钟后稳定在不同的水平,并据此将新生猪分为 $rSO_2<30\%$、$30\%~35\%$、$35\%~40\%$ 和 $40\%~50\%$ 四组,与对照组(不缺氧,$rSO_2>60\%$)对比。上述缺氧过程稳定 30 分钟。

3. **缺氧后的处理**　终止缺氧,恢复吸入氧浓度为 40%,至新生猪自主呼吸平稳后停用呼吸机。若缺氧后持续平均动脉血压(mean arterial blood pressure,MABP)<40mmHg,先后给予生理盐水、羟乙基淀粉 10ml/kg 扩容。实验过程中入液量 10ml/(kgh)。

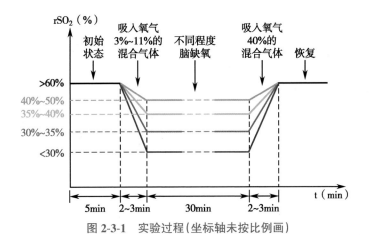

图 2-3-1　实验过程(坐标轴未按比例画)

(三)检测的参数

1. **生理参数**　采用 TSAH-100 近红外无创组织氧监测仪(即第一代我国自主知识产权的 EGOS-600)连续监测脑 rSO_2,每隔 2 秒记录一个点。用长风 MB526 监护仪连续监测心率、有创平均动脉血压(MABP)、经皮氧饱和度（pulse oxygen saturation，SpO_2）。缺氧结束即刻用血气分析仪测定血气、血乳酸。

2. 振幅整合脑电图　用自行研制的振幅整合脑电图样机（即我国第一代自主知识产权的高性能脑电采集系统 Neusen.U40）采集小猪的脑电数据。电极安放位置是 F3 和 F4 之间接地，P3 和 P4 接测量及参考电极（图 2-3-2），提取的信号是不同缺氧状态前后脑电振幅的变化。

3. 光镜及电镜检测　缺氧后 72 小时采用氯胺酮麻醉后，进行原位灌流前固定。颈动脉插管，颈静脉剪开，100ml 生理盐水预冲（充入脑血管），换用 3% 多聚甲醛 1% 戊二醛 0.1M 磷酸缓冲液，直至流出

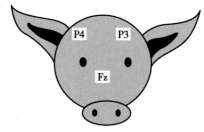

图 2-3-2　脑电信号采集的电极位置

清亮的液体，断头取脑。光镜切片：猪脑置缓冲液中固定 18~20 小时，液态氮固定，冰冻冠状切片，切片厚度 10μm，苏木精伊红（HE）染色进行检查。电镜切片：切取相同部位的约 1mm 厚的海马组织（垂直于海马组织长轴横切），新鲜组织立即固定于 3% 戊二醛溶液，再用 1% 锇酸后固定，丙酮梯度脱水后用 Epon812 包埋，每只小猪各包埋 5 块海马。半薄切片用甲苯胺蓝染色，光镜定位后做超薄切片，超薄切片用醋酸铀及枸橼酸铅双染色，JEM1230 型投射电镜观察。

（四）实验结果

1. 不同缺氧状态下生理参数的变化　五组新生猪，脑 rSO_2 分别为 >60%、40%~50%、35%~40%、30%~35%、<30%。有创生理参数检测，包括：①血气分析血氧饱和度 SaO_2；②血液的 pH 值；③平均动脉血压 MABP；④血乳酸浓度。

新生猪缺氧开始后 2~3 分钟，脑 rSO_2 即下降到最低，并在此后直到缺氧结束时均保持稳定。表 2-3-1 为所有新生猪在缺氧 30 分钟时（即缺氧末），NIRS 无创测得的脑组织 rSO_2 和血气分析有创测得的股动脉 SaO_2，数值用平均值 ± 标准差表示。可见随着缺氧程度的加重，脑组织 rSO_2 与股动脉 SaO_2 均降低，其中重度缺氧条件下 rSO_2 明显低于中度缺氧，SaO_2 明显低于中度缺氧，均有 $P<0.05$。

表 2-3-1　新生猪在不同氧合条件下的脑组织 rSO_2 和动脉 SaO_2

吸入氧浓度	脑 rSO_2/%	动脉 SaO_2/%
空气氧(21%)	60.5 ± 0.7	98.2 ± 0.8
轻度缺氧(13%~17%)	44.5 ± 0.7	79 ± 2.8
中度缺氧(10%~13%)	37.8 ± 2.1	74.1 ± 6.2
重度缺氧(8%~10%)	$31.2 \pm 1.5^*$	$32.5 \pm 9.5^*$

注:*与中度缺氧条件相比,$P<0.05$。

缺氧 30 分钟时,每组新生猪的脑组织 rSO_2 与股动脉 SaO_2 都有很好的相关性($r=0.813\ 6$,均有 $P<0.001$)。

新生猪在正常及不同的缺氧条件下 NIRS 无损测得的脑 rSO_2 及血气分析有创测得的股动脉血的 pH 值、MABP 和乳酸浓度见表 2-3-2。其中,四种氧合条件下任意两两之间的脑 rSO_2 均有统计学差异,$P<0.05$。重度缺氧条件下动脉血的 pH 值、平均动脉压、乳酸均低于正常氧合,$P<0.05$。轻度缺氧及中度缺氧条件下的动脉血氧分压和氧饱和度均低于正常氧合,$P<0.05$。

表 2-3-2　脑 rSO_2 与生理参数

吸入氧浓度	脑 rSO_2/%	pH 值	MABP/mmHg	血乳酸 /mmol/L
空气氧(21%)	61.5 ± 0.8	7.29 ± 0.08	62.3 ± 6.9	2.8 ± 1.4
轻度缺氧(13%~17%)	$45.4 \pm 1.4^*$	7.27 ± 0.11	71.2 ± 23.5	1.7 ± 0.6
中度缺氧(10%~13%)	$39.6 \pm 4.0^*$	7.30 ± 0.14	67.7 ± 8.9	3.5 ± 1.2
重度缺氧(8%~10%)	$32.5 \pm 4.6^*$	7.00 ± 0.16	$44.6 \pm 18^*$	$11.0 \pm 3.3^*$

注:*与正常氧合组相比,$P<0.05$。

2. 不同缺氧状态下的振幅整合脑电图(amplitude-integrated EEG,aEEG)

新生猪的脑电检测包括了基线 10 分钟、缺氧前 10 分钟、缺氧中 30 分钟、缺氧后 10 分钟,共 60 分钟,其中第 10~20 分钟为缺氧前,20~50 分钟为缺氧过程中,50~60 分钟为缺氧后(表 2-3-3)。

表 2-3-3　脑电检测时间

时段	时程	状态说明
正常状态	10min	麻醉后正常状态的脑电
缺氧前	10min	机械通气前
缺氧状态	30min	利用机械通气造成缺氧
缺氧后	10min	缺氧过程结束后恢复供氧

　　因为脑 rSO_2 30%~35%、35%~40%、40%~50% 组脑电规律一致,故脑电检测分为 rSO_2<30%、rSO_2>30% 两组。图 2-3-3 中可见 aEEG 的幅度带,检测的第 0~20 分钟为缺氧前,20~50 分钟为缺氧过程中,50~60 分钟为缺氧后。每组脑电各举 2 例典型的脑电改变(图 2-3-3)。第一例为 rSO_2<30% 的新生猪,在缺氧过程中,小猪的 aEEG 会明显下降至下边带<5~10μV。第二例为 rSO_2>30% 组,缺氧前后 aEEG 基本正常,无明显改变。

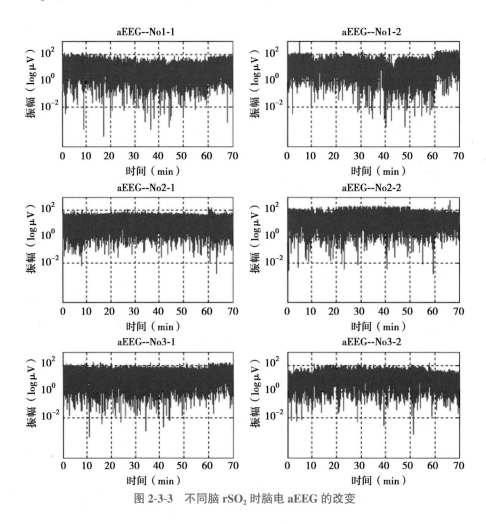

图 2-3-3　不同脑 rSO_2 时脑电 aEEG 的改变

3. 形态学检查

　　(1)光镜:缺氧后 72 小时新生猪海马 CA1 区颗粒细胞光镜改变见表 2-3-4,图 2-3-4。

表 2-3-4 rSO_2 不同的缺氧状态下新生猪海马 CA1 区颗粒细胞光镜改变

分组(rSO_2)	海马 CA1 区颗粒细胞（HE 染色,光镜 20×10）
>60%	细胞分两层,极向清晰,核仁清晰
40%~50%	细胞层次略有增多,排列稍不整齐
30%~40%	细胞层次增多,极向消失,排列紊乱,有缺血性改变、细胞皱缩、胞质少,核固缩、深染
<30%	细胞损伤比较明显,有空泡形成。核仁不明显,细胞有破碎

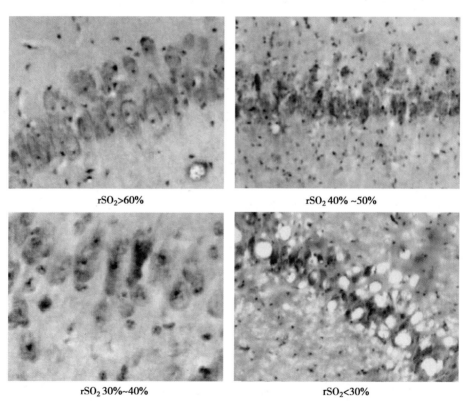

rSO_2>60%

rSO_2 40% ~50%

rSO_2 30%~40%

rSO_2<30%

图 2-3-4 不同脑 rSO_2 时新生猪海马 CA1 区的病理改变（HE 染色,光镜 20×10）

（2）电镜：缺氧后 72 小时新生猪海马 CA1 区颗粒细胞光镜改变见表 2-3-5、图 2-3-5。

表 2-3-5　rSO₂ 不同的缺氧状态下新生猪海马 CA1 区颗粒细胞电镜改变

分组（rSO₂）	海马 CA1 区颗粒细胞（电镜 ×300 000）
>60%	海马神经元线粒体椭圆形及棒状，线粒体嵴规则。粗面内质网、核糖体及高尔基复合体结构正常。突触结构清晰
40%~50%	线粒体轻度肿胀，部分线粒体嵴不规则。粗面内质网及高尔基复合体轻度扩张，部分粗面内质网脱颗粒
30%~40%	神经元线粒体中度 - 重度肿胀，线粒体嵴部分溶解及小空泡形成。粗面内质网中度扩张伴较多粗面内质网脱颗粒。高尔基复合体轻度扩张。突触膜结构基本正常，小泡减少
<30%	神经元发生不可逆性改变：线粒体重度肿胀，线粒体嵴大部分溶解、断裂及较大空泡形成。粗面内质网及核糖体稀疏，粗面内质网脱颗粒。高尔基复合体高度扩张。突触膜结构基本正常，小泡明显减少

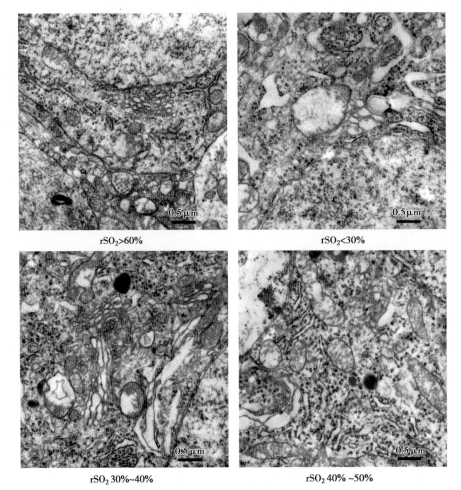

图 2-3-5　不同脑 rSO₂ 时新生猪海马 CA1 区的病理改变（电镜 ×300 000）

【总结】

通过新生猪缺氧后的生理参数、脑电振幅以及脑组织形态学的改变中得出结论：当 rSO_2 在 30%~40% 时，形态学可见线粒体的功能区受到损害，出现脑损伤，但脑电图无明显改变。当 $rSO_2<30\%$，脑损伤严重，形态学上线粒体的功能区、高尔基体、粗面内质网的严重损害是缺氧后脑神经细胞能量代谢障碍乃至存在脑神经系统后遗症的形态学基础，脑电图发生改变。无创的脑 rSO_2 能直接判断脑氧合状态，与缺氧程度及缺氧后生理参数的变化一致，能够准确与可靠的在临床应用，反映脑损伤及损伤的程度。

（侯新琳）

参考文献

［1］周文浩, 邵肖梅, 李瑾. 新生猪缺氧缺血脑损伤模型制备研究. 中国当代儿科杂志, 2003, 5: 113-116.

［2］HOU XL, DING HY, CHAO Y, et al. Research on the relationship between brain anoxia at different regional oxygen saturations and brain damage using near-infrared spectroscopy. Physiol. Meas, 2007, 28: 1251-1265.

［3］ZHANG DD, HOU XL, LIU YF, et al. The utility of amplitude-integrated EEG and NIRS measurements as indices of hypoxic ischaemia in the newborn pig. Clinical Neurophysiology, 2012, 123: 1668-1675.

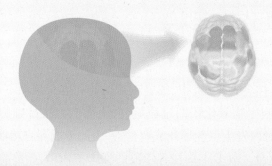

第三章

近红外光谱脑氧监测在新生儿的临床应用

第一节　历史与现状

氧是维持人体各器官、组织、细胞正常功能和生命活动不可缺少的物质。当供氧不足,细胞生物氧化代谢过程障碍,不能产生维持细胞功能活动的能量,则细胞在短时内发生急性坏死或凋亡,并由此造成器官功能的减弱、衰竭,直至危及人的生命。故多年来在各学科的临床工作中,始终将机体的氧合状况的监测作为重要的生命监测指标之一。

目前,临床上广泛应用的监测方法:①动脉血气分析(arterial blood gas analysis)通过检测溶解在血液中的氧,了解机体的氧合状态。该方法是有创性检查,只能间断取动脉血或动脉化血进行检测。②脉氧仪监测脉搏氧饱和度(SpO_2)监测所得结果是肢端搏动的小动脉血氧饱和度,反映机体动脉血氧饱和度,是无创性连续监测方法,在临床已应用多年。但这些均不是脑组织的氧合情况,因此人们努力探寻可以直接获取脑组织氧合信息的方法,并聚焦于近红外光谱(NIRS),进行了广泛、不断深入的研究,其中应用最多的是新生儿脑组织氧代谢的检测。

一、近红外光谱检测可提供的生物学信息

NIRS 技术是基于光学原理的测量方法。利用人体生物组织可以吸收光的特性,将 700~1 000nm 波长光区内的近红外光光源,发射穿透头皮和颅骨,进入脑组织,光被吸收、散射,之后分析返回传感器的光,所探测的组织深度1~2cm。由于脑组织血液中的氧合血红蛋白(HbO_2)、脱氧血红蛋白(Hb)对红外光的吸光度不同,可分别计算出含氧血红蛋白和脱氧血红蛋白的变化量,即ΔHbO_2 和ΔHb。经计算可从中得到以下信息:

(一)局部组织血氧饱和度

局部组织血氧饱和度(rSO_2)是一个可实时显示的绝对值,由公式计算所得[$rSO_2=HbO_2/(HbO_2+Hb)$],直接反映脑组织氧合状况。有些学者也将其缩写为"$CrSO_2$",意指脑组织氧饱和度,与其他组织的测定值相区别。

更贴切地讲,此法所测得的是局部脑组织中小动脉、小静脉和毛细血管混合的氧饱和度。由于微静脉血的流速比微动脉血慢,因此微静脉血的血氧参

数是组织血氧参数的主体,脑组织中微静脉血约占 60%~80%、微动脉血约占 15%~20%。

(二)脑血容量与脑血流量变化

氧合血红蛋白(HbO_2)与脱氧血红蛋白(Hb)之和称总血红蛋白(total hemoglobin,tHb)。血红蛋白是红细胞和血液中的主要成分,其变化可体现脑血容量(cerebral blood volume,CBV)、血流量(cerebral blood flow,CBF)的变化,从一个侧面反映脑血流动力学的变化。血红蛋白浓度与血容积成正比,单位脑组织血红蛋白浓度可经公式计算。NIRS 还可测得脑组织血红蛋白指数(tissue hemoglobin index,THI),这是一个相对量,也与 CBV 成正比(参见本书第一章第一节)。

(三)脑组织氧代谢状况

1. **局部脑组织摄氧分数**(fractional tissue oxygen extraction,FTOE) 反映了动脉血中氧的输送至脑以后,局部脑组织对氧摄取、消耗的状况,由局部脑组织氧饱和度(rSO_2)与脉搏动脉氧饱和度(SpO_2)计算获得。FTOE=(SpO_2-rSO_2)/SpO_2。

2. **脑组织中氧合血红蛋白与脱氧血红蛋白的差值**($DHbO_2$) 在脑细胞生物氧化过程中,不断完成 HbO_2 向 Hb 的转化,两者的差值简要地反映了局部脑组织中,细胞对氧的摄取、利用过程,可视其为脑组织中神经元氧代谢信息。

3. **脑组织氧合指数**(TOI) 是脑组织中氧合血红蛋白浓度(C_{HbO_2})和总血红蛋白浓度(C_{tHb})的比值。两者比值的变化,也反映了脑组织代谢过程中对氧的摄取、利用。

近红外光谱检测与传统机体氧合检测方法的本质不同,是直接测定了脑组织所含的氧与消耗的变化状况,而且实时、无创,满足了临床床边连续监测的需求。从这一角度讲,该技术弥补了目前临床广泛应用的血气分析和经皮氧饱和度检测的不足,为我们更直接地了解脑氧合状况与氧代谢功能提供了新的手段。

从这一技术研发初始,人们就注意到脑细胞呼吸链最后环节上的细胞色素 aa3(Cytaa3)同样也是一种吸光核团,如能准确检测,便能直接了解线粒体呼吸链功能和细胞能量代谢变化。但因该物质的吸光度远低于血红蛋白,检测所需精准度更高,故至今仍处于研究阶段。

二、近红外光谱脑组织氧监测在新生儿领域的应用历史

早在 18 世纪,人们就已发现光可穿过人的机体。Richard Bright 在 1831 年最早描述了光能够穿入头部脑组织。1881 年,Abney 和 Festing 开始了对近红外光谱的测量;1905 年,W.W.Cobletz 发表了光谱测量的大数据结果,1950 年开始工业化应用。1977 年 Jobsis 报道,组织吸收光波长为 700~1 000nm,并在肌肉和脑模型上作了组织氧的测定,测定直径为 5~6cm。1985 年,Ferrari 等发表了应用 NIRS 技术进行的脑氧测定法,认识到 NIRS 可以作为诊断技术,最先用于脑积水的检查。自从 1986 年报道了疾病早产儿脑氧合监测后,该技术的应用明显增加,特别是在新生儿重症监护治疗病房(neonatal intensive care unit,NICU)中对危重新生儿的监测,与呼吸、心率监测同步,观察到新生儿呼吸暂停、惊厥发作等病理状态下脑组织氧的变化,并用于监测特殊治疗时对新生儿脑组织氧代谢的影响,如用呼吸机支持治疗,吲哚美辛、氨茶碱治疗时脑组织氧的变化。也有学者通过 NIRS 对早产儿脑血流变化进行研究。

美国学者 Britton Chance 和他的团队,更是在人体组织氧的红外光测定方面作出了被世人肯定的基础与应用研究。早在 20 世纪 90 年代起,就已应用近红外光技术研究了人在运动时机体组织有氧代谢和无氧代谢状态,评价运动后肌肉功能恢复的速度,之后又研究了人脑在正常和疾病状态及认知活动时脑氧合的变化,并在乳腺、其他内脏器官作过研究,提出了一系列红外光技术领域的相关基础理论、实践应用和进展,并为许多单位提供实验样机,在开启我国新生儿脑组织氧监测方面起到了关键作用。至今该项技术已在欧洲、美国、日本等许多地区和国家的新生儿临床广泛常规应用,特别是在 NICU 中的应用得到认可。

我国应用近红外光谱技术对新生儿脑氧监测的研究与实践始于 1994 年。北京大学第一医院儿科新生儿专业与清华大学生物医学工程系合作,率先进行了脑组织氧检测的动物实验研究,在此基础上,开展了临床前和临床研究与实践,不断深入应用至今。复旦大学附属儿科医院在 21 世纪初采用 NIRS 对早产儿压力被动性脑血流进行了研究,并在选择性头部亚低温治疗新生儿缺氧缺血性脑损伤的应用中获得了宝贵经验。2007 年由北京大学第一医院儿科牵头组织全国 9 家医院进行了"健康与疾病状态下新生儿脑组织氧监测"多中心研究,得到足月儿和早产儿脑 rSO_2 参考值范围,在全国新生儿领域 NIRS 技术应用方面起到了积极的推动作用。

近红外光组织氧检测仪器的研发和进步在该技术的推广应用中起到了重要作用。在国际上最早问世的组织氧监测仪是 INVOS3100 oximeter,为该技术发展应用的里程碑。之后,美国、英国、意大利、日本等国一系列商业化的近红外光谱测氧仪相继出现,在光源的类型、波长、光发射器、探测器等不同技术层面不断改进,使之更加适合新生儿的临床,使得该技术能够在全世界范围内广泛应用。

在我国,清华大学生物医学工程系与北京大学第一医院儿科新生儿专业经十余年的合作研发,首台适用于新生儿的 TSAH-100 型近红外组织氧参数无损监测仪于 2005 年通过北京市医疗仪器临床验证后正式走向市场。之后,以清华学子为核心的研发团队致力于新型国产组织氧检测仪的开发,对原有仪器作了多方面的改进,增加了组织氧合指数的实时显示;改进了探头材质,开通了四通道生理数据检测;扩大了存储容量;并具有报警功能和病历打印功能,能够对高危新生儿实施长时间多通道氧饱和度监测。目前,新款仪器已在国内多家医院应用,为我国新生儿神经重症监护的发展提供了有力的保障。

三、近红外光谱脑组织氧监测在新生儿领域的应用现状

基于近红外光谱测定技术的原理,其核心是通过测定局部脑组织中氧合血红蛋白和脱氧血红蛋白的变化,了解脑细胞能量代谢过程中对氧的摄取、利用、消耗,反映局部脑组织的氧合状况、脑血容量。由此延伸,脑是人体的器官之一,脑的氧合、脑血流动力学状况及其瞬时的变化,与全身的血流动力学、机体系统血压、心脏功能密不可分。新生儿是十分特殊的人群,出生前后生存环境发生了巨变,自体成熟度不一,面临多种特有性疾病困扰,必不可免地需要医疗支持,以维持生命。诸多环节无一不与血氧、血流动力学相关联,发育中的脑易损性高,需要更多保护,因此,近红外光谱测定技术在新生儿领域的研究与应用就有了广阔的发展空间。在此简述主要的应用现状。

(一)生后过渡期脑组织氧的变化

新生儿出生断脐后,肺组织膨胀,建立自主呼吸,由原本的胎儿循环转变为新生儿循环,同时由宫内相对低氧的环境变为含氧量 21% 的常氧环境,全身血流动力学及脑的氧合状况随之变化。当这种过渡期的转变不符合生理需求,多种疾病则会相继发生。因此,许多学者应用近红外光谱测定技术通过测定脑组织氧,观察了新生儿生后短时内过渡期脑氧合的变化规律,用以指导产房的用氧、复苏措施,减少脑损伤等疾病的发生。

研究发现,正常足月儿出生后快速适应宫外环境,脑血流在生后 1 分钟开始增加,脑组织氧呈现由低到高的变化过程,3 分钟时,局部脑组织氧(rSO_2)仅为 44% 左右,到 7 分钟时,上升至 76% 左右,以后处于稳定状态,达到平台(表 3-1-1)。这种脑氧合变化过程与分娩方式无关,而且,rSO_2 的变化速度快于脉搏氧饱和度(SpO_2)的变化。这一变化规律,与我们的研究结果是相符的。应用近红外光谱技术检测新生儿生后脑组织氧的自然变化过程,显示正常新生儿出生后 2~5 分钟,rSO_2 呈上升的趋势,之后达到稳态,总血红蛋白(tHb)相对稳定不变。这些研究结果提示,新生儿生后尽管发生循环模式的转换,但依靠脑血管的自主调节,数分钟内脑的血流和氧供应是可以满足生理需要量的(图 3-1-1)。

表 3-1-1　足月儿生后局部脑组织氧饱和度(rSO_2)和
氧摄取分数(cFTOE)中位数参考范围

生后时间	rSO_2	cFTOE
2 分钟	41%(23%~64%)	33%(11%~70%)
5 分钟	68%(45%~85%)	21%(6%~45%)
10 分钟	79%(65%~90%)	15%(5%~31%)
15 分钟	77%(63%~89%)	18%(7%~34%)

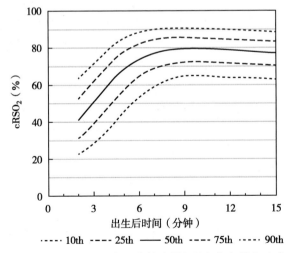

图 3-1-1　正常足月新生儿生后 15 分钟内局部脑组织氧饱和度变化曲线图
自上而下分别为第 90、75、50、25、10 百分位数曲线

（二）早产儿生后脑组织氧的变化

早产儿各器官的发育均不成熟,生后存在诸多与全身血流动力学和血氧合状态不利的因素,呈现更复杂的病理生理过程。首先,早产儿的循环系统有别于足月儿,动脉导管和卵圆孔往往处于开放状态,会发生不同程度的血液分流,心肌收缩力弱,心脏输出量少,系统血压较低,脑灌注、脑血流量、血容量少成为必然。脑血管的自主调节功能差,约 40% 早产儿这一功能欠缺,呈现压力被动性血流,有研究发现,在休克的早产儿中脑组织氧饱和度(rSO$_2$)几乎与平均动脉压齐平,颅内出血难以避免。另外,早产儿出生后常患有原发性呼吸窘迫综合征、呼吸暂停等疾病,直接影响全身和脑组织氧合。

鉴于早产儿上述特点,近年人们已将对早产儿的脑保护提前到生后即刻,很多研究结果作出提示,在产房中的良好环境条件和正确操作,包括早产儿核心温度的维持,产房适宜的温度、湿度、窒息复苏用氧浓度,呼吸支持、药物治疗等多个环节,是提高抢救成功率,减少脑损伤,改善早产儿预后的关键,其核心是保持早产儿生后在呼吸、循环建立基础上,尽可能地使早产儿机体各器官供血供氧和氧合达到最佳状态,以更好地脑保护。为此,许多学者作了广泛深入的临床研究,揭示了疾病状态下脑组织氧代谢的变化,使人们更进一步认识到对早产儿脑氧监测的必要性、可行性。

早产儿易发生低体温,Garcia-Munoz Rodrigo 等观察了 635 例低于 30 周的早产儿生后短时内体温变化。转入 NICU 时,低体温的发生率高达 40%~50%,核心温度低于 36.0℃,增加了病死率和重度脑室内出血(intraventricular hemorrhage,IVH)的发生率。

在早产儿生后窒息复苏时,曾有人提倡用低浓度氧,但 5 分钟时,仍不能达到正常的氧合状态,却增加了 IVH 的发生,如低氧合状态继续存在,病死率几乎增加了 5 倍之多。当早产儿出现低血压,脑灌注减少,脑 rSO$_2$ 可 <50%,与不良的神经预后有密切的关系。

复旦大学附属儿科医院曾完成一项早产儿脑血流和脑血管自主调节研究。对 63 例早产儿(相对正常早产 22 例,窒息早产儿 26 例,部分患儿应用机械辅助通气)在生后 72 小时内行近红外光谱脑组织氧合脑血流监测,发现正常早产儿脑组织 ΔHbO_2、ΔtHb、ΔHb 随日龄的增加而逐渐增加,轻度窒息早产儿在生后 6 小时这些指标降低,重度窒息早产儿降低得更为明显,呈现低灌注状态,生后 12~24 小时又发生高灌注现象。根据ΔHb 与平均动脉压(MABP)的相关性,有 13 例(20.6%)判为脑血管自主调节功能受损。正常早产儿、窒息早产儿和辅助通气早产儿的脑血管自主调节功能受损的发生率分别为 4.5%、30.8% 及 36.4%。在 8 例脑损伤早产儿中,有 7 例发生脑血管自主调节功能受损,无脑损伤患儿中脑血管自主调节功能受损者仅占 1.9%。

有些作者观察了患有呼吸窘迫综合征(respiratory distress syndrome,RDS)和呼吸暂停的早产儿脑组织氧变化,发现与未患呼吸系统疾病的小儿相比,rSO_2 和脑血容量明显减少。需要接受呼吸支持的早产儿,脑组织氧摄取分数(FTOE)明显增高。当实施机械通气时,全身血流动力学改变,动脉血压呈现涨落,脑氧变化更为突出。Lemmers 等观察了 RDS 患儿生后 72 小时内平均动脉压(MABP)、脑组织氧饱和度(rSO_2)和脑组织氧摄取分数(FTOE)状况,发现 MABP 与 rSO_2、FTOE 的变化呈正相关,与无 RDS 小儿明显不同,提示 RDS 小儿机械通气治疗期间,由于脑自主调节功能缺欠,更易造成脑损伤,脑氧监测是必要的。

早产儿在动脉导管未闭(patent ductus arteriosus,PDA)时,由于血液分流,影响重要脏器的灌注。与无 PDA 的早产儿相比,脑组织氧饱和度(rSO_2)减少,而脑组织氧摄取分数(FTOE)增加。甚至有人提出,由于血液分流导致脑组织氧变化,脑氧的监测可作为 PDA 的筛查指标。Lemmers 等观察了 20 例<32 周的 PDA 患儿在应用吲哚美辛治疗前后脑组织氧代谢变化,与对照组相比,显示同样的变化规律,还有作者观察了 PDA 患儿手术结扎前后脑氧变化,主张在应用药物或手术结扎关闭动脉导管前后及术中,均应注重脑氧的监测,以减少脑损伤。

对于早产儿颅内出血,有三项调查研究得到了同样的结果:发生脑室内出血的早产儿与未发生出血的早产儿相比,脑组织部氧饱和度(rSO_2)降低,而脑组织氧摄取分数(FTOE)增加。另一作者从不同的角度观察显示,低于 32 周的早产儿,当脑组织氧饱和度降低,颅内出血的发生率明显高于 rSO_2 正常的小儿,严重 IVH 与脑氧饱和度呈负相关。但也有作者观察到,生后 3 小时内,如 rSO_2 过高,以后容易发展为 IVH,有可能是脑血流增多所致。所以,监测所得的脑氧数值,应结合具体情况分析,脑血流增多时,超过血管负荷,成为导致出血的直接原因,尽管此时脑氧饱和度是高的。当出血已经发生,或与其他原因造成的脑损伤并存,脑细胞对氧的消耗增多,脑组织氧饱和度就降低了。

为进一步完善早产儿产房中用氧及其他支持治疗的指南,以提高存活率并减少脑损伤,更好地完成由宫内到宫外过渡期的转变,并评价一些规范的可行性和有效性,一项多国参加的多中心回顾性研究已完成。研究对象是<32

周的早产儿,生后按已有指南操作,除常规生命指征监护外,在 15 分钟内实施近红外光谱局部脑组织氧饱和度监测,以矫正胎龄 40 周时死亡、脑损伤发生、疾病等近期预后为评价指标,由此修正早产儿生后用氧、治疗指南,并提供了生后 15 分钟内有益于预后的脑组织氧饱和度百分位数曲线,即早产儿生后短时内脑氧合状况应维持在第 90 和 10 百分位之间,可提高救治存活率,并减少脑损伤(图 3-1-2)。

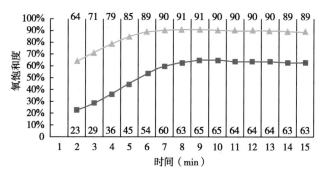

图 3-1-2　新生儿生后 15 分钟内局部脑组织氧饱和度第 90、10 百分位曲线图
上下分别为局部脑组织氧饱和度曲线

一系列研究结果可以看出,对早产儿脑氧的监测更为重要,近红外光谱技术是首选的方法,对了解脑血管自主调节状态、脑氧合状况和脑损伤的发生等均是有益的,利于指导治疗,改善预后。

(三)新生儿缺氧缺血性脑病时脑组织氧的变化

新生儿缺氧缺血性脑病(hypoxic ischemic encephalopathy,HIE)是人们最熟悉的围产期脑损伤类型之一,其核心是胎儿 / 新生儿出生前后缺氧,导致机体多脏器损害,因全身血流动力学改变,致使脑缺氧缺血,脑细胞能量代谢衰竭,多重机制瀑布般发生,在细胞第 2 次能量衰竭后,进入急性坏死或凋亡阶段。新生儿缺氧缺血性脑病的病理生理全过程与脑灌注、脑血流量、血容量、细胞的氧化代谢变化相关联,故对患儿采用近红外光谱技术测定脑组织氧合很早就被人们所重视。

新生猪模型研究显示,脑细胞线粒体损伤和能量代谢破坏持续 30~120 分钟,脑组织氧饱和度会降至 33%~45%。在实践中人们发现,预后好的 HIE 患儿,在生后 24~48 小时脑 rSO_2 明显高于预后不良的患儿。此时正处于第二次能量衰竭阶段,脑损伤较重的患儿脑 rSO_2 低于损伤轻的患儿,源于脑中缺血程度较重,氧合血红蛋白大幅度降低,细胞代谢异常明显,对氧消耗也相对较多的缘故。这一现象在新生猪缺氧模型中也得以确认。

有作者对 21 例 HIE 患儿在亚低温治疗期间作了脑氧监测,将脑氧变化与 MRI 检查所显示的脑损伤严重程度及预后作了相关比较。结果发现:在 24~36 小时期间,中重度 HIE 患儿呈现局部脑组织氧饱和度(rSO$_2$)升高,与 MRI 损伤程度高度相关,在 30 小时时,OR:3.78;可信区间:1.23-11.6;P=0.011。特别是 MRI 显示基底核、内囊后肢、白质、脑干损伤时,rSO$_2$ 值升高明显。在 24 小时时,rSO$_2$ 高值与后期认知、运动、语言发育迟缓相关(BSID 量表)。此时 rSO$_2$ 值升高的可能机制,是脑内缺血再灌注、过度脑灌注及脑细胞损伤后对氧的消耗减少。因此认为,对中重度 HIE 患儿亚低温治疗早期,局部脑氧饱和度监测可作为严重 MRI 改变和不良预后的预测指标。

我国深圳有学者采用近红外光谱技术对宫内窘迫新生儿生后即刻及 5 分钟后进行了脑组织氧检测,发现单纯宫内窘迫的小儿两个时间点脑组织 rSO$_2$ 分别为 44.1% ± 3.1% 和 57.6% ± 3.5%。而最终发展为缺氧缺血性脑病(HIE)的患儿,两个时间点脑组织 rSO$_2$ 分别为 36.6% ± 5.0% 和 52.0% ± 4.2%,两组间差异有统计学意义(P<0.01)。脑组织 rSO$_2$ 与脐动脉血气 pH 值、SaO$_2$ 间呈良好正相关(P<0.01)。以生后即刻脑组织 rSO$_2$<39.5% 为界值点,NIRS 评判 HIE 的敏感度及特异度分别为 71% 及 93%。

关于脑血流,在 HIE 发病过程中,会有不同阶段的变化。缺氧后脑血管会发生一过性代偿性痉挛,以在一定程度上维持脑灌注和颅内压,但终因心功能障碍,心输出量减少,全身系统血压降低,脑灌注减少,呈现"缺血(ischemia)","缺氧(hypoxia)"伴随而生,造成第 1 次细胞能量代谢损伤。之后出现缺血再灌注,可能此时会有一过性能量代谢有所恢复,但过氧化损伤、兴奋毒性等多重损伤机制接踵而来,导致第 2 次细胞能量衰竭。当缺氧缺血继续存在,脑血管自主调节功能减弱,直至丧失,脑循环障碍进一步加重。所以在疾病发生的不同时间,脑的血流量、血容量各有不同。脑组织氧源于血液中含氧血红蛋白的脱氧,并交付于细胞参与能量代谢,与脑血流息息相关,在不同时间也会有相应的变化。当细胞损伤极其严重,代谢几乎停顿,不再消耗氧,脑组织氧饱和度反而会升高。这也是不同作者报道测定结果有不一致现象的原因,需要根据具体情况客观分析。在病变全过程中,尽可能维持脑血流动力学的稳定,是保证脑氧代谢、减轻脑损伤的基本措施。

亚低温治疗中重度缺氧缺血性脑病已得到学术界的广泛认可,其目的是降低脑细胞代谢率,达到脑保护作用。在治疗过程中脑血流动力学和脑氧代谢的变化,人们也通过近红外光谱技术作了研究和观察。有作者采用频域近红外光谱技术(FD-NIRS),对 10 例亚低温治疗的 HIE 患儿观察了脑血流动力学和脑组织氧代谢变化,并与 17 例对照组小儿做了比较。结果显示,在低温治疗期间,脑组织氧饱和度高于对照组,在低温治疗结束后,脑氧饱和度不变。推测低温治疗降低了脑的代谢率,细胞对氧的消耗减少,脑氧饱和度得以维持。

复旦大学附属儿科医院报道过选择性头部亚低温治疗的 18 例新生儿缺氧缺血性脑损伤期间脑血流和脑氧合代谢的变化。分别在生后不同时间点采用经颅多普勒超声测定大脑中动脉血流变化,并应用近红外光谱分析技术测定细胞色素 aa3 的变化。结果显示,低温治疗组新生儿在生后 6 小时内脑血流速度低于常温治疗组,在 12~48 小时后血流速度增加。细胞色素 aa3 在生后 12~48 小时较常温治疗组增加,在 36~60 小时显著增加。提示新生儿中重度缺氧缺血性脑损伤时,伴随脑血流速度的降低,存在明显的氧合障碍,选择性头部亚低温治疗有益于改善这种状态。

北京大学第一医院儿科组织的多中心研究组还对 196 例患有可能影响脑氧合疾病的新生儿(包括呼吸系统疾病、循环系统疾病和脑损伤),在疾病急性期进行脑 rSO_2 测定,并与 223 例无特殊疾病的足月儿作了对照。结果显示:疾病状态新生儿脑 rSO_2 范围(56±6)%,与对照组间具有统计学差异($P<0.05$),而且,病情轻重不等,脑 rSO_2 变化程度也不同。在呼吸系统疾病时,脑 rSO_2 与动脉氧分压(partial pressure of oxygen,PaO_2)有密切关联,在循环系统疾病时,脑 rSO_2 与心率有着密切相关,在脑损伤新生儿,脑 rSO_2 与大脑前动脉平均血流速度降低有关(参见本章第二节)。

四、脑组织氧饱和度的参考值

迄今为止,在世界上尚无近红外光谱技术测定的新生儿脑组织氧饱和度和其他相关参数的正常值,其中存在诸多原因。首先,在技术原理上,所检测的是两种不同类型血红蛋白的变化值,局部脑组织氧饱和度(rSO_2)是在此基础上演算出来的绝对值。不同厂家生产的仪器在光源和各参数的解算方法上又存在一定的差别,故不能将各家报道的数据简单平行对照。另外,新生儿是特定时间段的特殊群体,胎龄、出生体重、生后时龄、日龄等成熟度不一,加之生后短时内由宫内到宫外过渡期环境和生理转变,以及各种疾病和医疗支持的影响,故很难获得大样本间整齐划一的监测数据,难以确定精确的正常值,多是观察变化趋势。

尽管如此,在医学临床上,还是有学者尽可能地规范纳入标准,去除一些干扰因素,探讨在一定的时限和条件下新生儿脑组织氧的参考值范围,便于临床应用。

目前,在学术界较广泛认可的新生儿脑组织氧参考值范围,是一项国际多中心联合的研究的结果。此研究纳入381新生儿,其中正常分娩足月儿82例,剖宫产272例,经剖宫产娩出的早产儿27例。所有患儿均无须医疗支持。生后15分钟内监测局部脑组织氧饱和度(rSO₂),计算局部脑组织氧摄取分数(cFTOE)。同步连续监测脉搏氧饱和度(SpO₂)和心率。使用仪器为INVOS 5100 cerebral/somatic oximeter monitor,探头置于左前额部位。具体地显示了不同分娩方式的足月和早产儿逐个时间点脑组织氧饱和度(表3-1-2)。这一组脑组织氧参考值被很多学者引用,有助于指导新生儿生后窒息复苏短时内供氧,避免低氧和高氧损害。

表 3-1-2　新生儿生后不同时间点脑组织氧饱和度(rSO₂,%)百分位数参考值

Minute	所有新生儿			足月儿(自然分娩)			足月儿(剖宫产)			早产儿(剖宫产)		
	10th	50th	90th	10th	50th	90th	10th	50th	90th	10th	50th	90th
2	23.1	41.1	63.6	24.6	40.8	60.4	22.4	40.8	64.3	24.6	44.0	67.0
3	28.5	50.2	71.0	33.3	52.8	71.4	27.0	49.0	70.8	31.9	52.2	71.5
4	36.1	60.1	79.3	44.0	64.3	80.8	33.6	58.4	78.7	42.0	62.0	78.7
5	45.3	68.4	85.3	54.2	72.0	85.6	42.1	66.8	85.0	51.5	70.4	85.0
6	53.7	74.0	88.5	60.7	75.8	87.1	51.0	72.9	88.7	58.2	76.5	90.0
7	59.5	77.2	90.0	63.5	77.7	88.0	57.7	76.6	90.2	63.1	80.7	93.3
8	62.7	78.8	90.6	64.7	78.6	88.6	62.0	78.5	90.8	65.2	82.2	94.1
9	64.5	79.5	90.6	64.9	78.8	88.6	64.5	79.4	90.8	65.7	82.6	94.3
10	65.0	79.4	90.3	63.8	78.3	88.2	65.6	79.5	90.3	65.6	82.6	94.2
11	64.3	78.9	89.8	62.3	77.2	87.5	65.4	79.1	89.9	64.8	82.4	94.3
12	64.0	78.6	89.6	61.4	76.7	87.4	65.3	78.9	89.6	64.0	82.0	94.1
13	63.7	78.1	89.4	60.7	76.1	87.2	65.2	78.5	89.2	63.4	81.3	93.4
14	63.4	77.8	89.0	60.0	75.3	87.0	65.0	78.3	89.1	62.8	80.2	92.2
15	63.0	77.5	88.9	59.3	74.9	87.3	64.6	78.0	88.8	62.8	80.1	92.3

北京大学第一医院儿科于2007年牵头进行的全国9家医院多中心研究,应用仪器TSAH-100型近红外组织血氧参数无损监测仪,对无特殊疾病的健康足月儿和早产儿,在生后第1天、第2天及第3天进行脑局部氧饱和度(rSO_2)测定,仪器探头置于前额正中部位。同步测定脉搏氧饱和度(SpO_2)及动脉血氧饱和度(SaO_2)。其中足月儿223例,出生体重中位数3 400g(1 530~5 250g),胎龄中位数39周(37~42周)。早产儿95例中,胎龄≤34周55例,34~36周40例。所有纳入对象:临床无缺氧表现、血气分析测得动脉血氧分压(PaO_2)>50mmHg、肢端脉搏氧饱和度(SpO_2)≥90%。获得脑rSO_2参考范围62%±2%,以低于两个标准差作为脑组织缺氧标准,其数值为58%(表3-1-3)。脑rSO_2与SpO_2及SaO_2呈正相关,相关系数r分别为0.72和0.74。

表3-1-3　正常新生儿脑组织氧饱和度($\bar{x}\pm s$,%,n)

天数	足月儿	早产儿	
		~34W	~36W
第1天	62.03 ± 1.89(172)	63.02 ± 2.62(42)	62.60 ± 1.81(30)
第2天	62.01 ± 1.93(169)	62.86 ± 2.14(37)	63.50 ± 1.72(32)
第3天	61.81 ± 1.95(139)	62.38 ± 2.30(39)	62.68 ± 1.96(29)
合计	61.96 ± 1.92(480)	62.76 ± 2.37(118)	62.94 ± 1.85(91)
F值	0.610	0.780	2.282
P值	>0.05	>0.05	>0.05

注:n为例次。

也有一些作者作了一些小样本新生儿生后脑组织氧饱和度参考范围的研究,如有一项研究,测定了26例健康新生儿,测定时间是生后(44±28)小时,rSO_2为77.9%±8.5%[95%可信区间:64%-89%]。

早产儿脑组织氧饱和度受到的影响因素更多,肯定地讲,脑组织氧饱和度(rSO_2)与心率、呼吸和动脉氧饱和度是有关的,因此在分析检测结果时,应注重个体化变化。

不少作者在研究早产儿生后短时内脑组织氧饱和度时,发现了一个共同的变化规律,即rSO_2是由高变低的过程。Roche-Labarbe等检测了24~37周无脑损伤和无其他神经系统异常的早产儿rSO_2,生后15周内每周检测一次。发现生后6~8周内rSO_2是逐渐减少过程。Tina等报道,30~33周的早产儿,

生后 rSO_2 高,cFTOE 低,以后 rSO_2 进行性降低,cFTOE 则逐渐增加,在 38~39 周时,分别达到两者的最低/最高值。推测早产儿这一变化规律与血中血红蛋白变化有关,是否与胎龄相关,报道不一。有作者提出,生后 1 周内,预期的平均 rSO_2 范围是 60%~80%。

五、近红外组织氧监测在儿童其他疾病的应用

如前所述,近红外光可以透入人体组织,利用血红蛋白吸光原理,监测组织的氧饱和度,它既可以了解所测定的组织氧合状况,也可以反映机体组织供血的整体状况,目前,除脑氧的监测外,在儿童还有其他一些应用与研究。

(一)先天性心脏病患儿的脑氧监测

动物实验研究显示,应用近红外光谱技术测定的脑组织氧饱和度(rSO_2)和颈静脉测定的氧饱和度有很好的相关性,即用无创性的近红外光监测可以替代临床传统的有创性监测方法,反映机体氧合状况。故可以在先天性心脏病手术前监测,对了解脏器供血状况和评价手术风险是有价值的。在术中和术后,实施脑组织氧监测能够发现传统的血流动力学监测未能发现的问题,当 $rSO_2<30\%$ 或达 95%,应即刻采取干预措施,增进氧合或避免高灌注脏器损伤。人们还用近红外光谱技术监测先天性心脏病手术低温治疗过程中和复温后脑血容量、血流量的变化,了解脑灌注和血管自主调节状况,指导相关治疗措施。

研究还发现,在左向右分流的青紫型先天性心脏病患儿,基础脑组织氧饱和度(rSO_2)仅 40% 左右,明显低于无先天性心脏病的患儿。无心血分流且无须吸氧的先天性心脏病患儿,rSO_2 可达 70%。低 rSO_2 的先天性心脏病患儿,可能有不良的神经预后,且与围手术期病死率相关。

(二)对缺氧后肾脏氧合状况的检测

肾脏是围产期缺氧后最早受损伤的重要实体器官之一,故有作者应用近红外光谱技术测定了新生儿肾脏组织氧饱和度(renal regional tissue oxygen saturation,$RrSO_2$),认为肾脏组织氧饱和度可作为脑组织氧饱和度的参考,更可反映全身脏器灌注状况。如肾脏和脑氧饱和度同步减少,提示全身各器官灌注障碍和脑血管自主调节功能损害。当脑组织氧饱和度(rSO_2)减低,而不伴肾脏氧饱和度($RrSO_2$)异常,说明脑灌注障碍和脑氧合降低是有选择性的,非全身多脏器灌注障碍。

(三)对腹部内脏氧饱和度的检测

有作者将近红外光谱测定技术用于腹部内脏氧饱和度(splanchnic

oxygenation,SrSO$_2$)检测,发现新生儿生后初始 SrSO$_2$ 值是低的,之后增加,3天为高峰。在早产儿坏死性小肠结肠炎(necrotizing enterocolitis,NEC)的研究,发现部分患儿在临床诊断 NEC 前 24~48 小时,腹部内脏氧饱和度数值减低,并提出,内脏 - 脑氧饱和度比值(the splanchnic-cerebral oxygenation ratio,SCOR)可作为内脏缺血的预测参数,SCOR<0.75 提示需外科干预。但值得注意的是,此比值在严重颅内出血和疾病时,脑自主调节受到严重损害时,是不适用的。

目前,对腹部内脏组织氧饱和度检测研究较少,尚不能得到肯定的结论。已有作者提出此方法的不可靠性,由于肠道气 - 液表面的变化,排泄物中的胆绿素、胆红素等会影响测量结果,在人与动物实验均已证实,因此,近红外光谱的内脏氧合检测的可行性,需进一步研究。

（四）近红外光谱检测作为输血治疗的生物学参考指标

输血是临床对许多危重症患儿救治的常用方法,已有学者研究将近红外光谱检测作为输血前后的生物学参考指标。通常情况下,血细胞比容(hematocrit,HCT)是临床判断是否需要输血的参考指标之一,但此指标不能提示组织氧合状况,故有学者主张,输血前应将脑组织氧饱和度(rSO$_2$)与腹部内脏氧饱和度(SrSO$_2$)同步检测,以真实地了解组织氧合和血容量状况。Van Hoften 等报道,当 HCT 减少至<9.7g/dl 时,脑组织氧(rSO$_2$)达到危险状态。当患儿脑组织氧饱和度(rSO$_2$)<55%,予以输血后,可见 rSO$_2$ 明显改善,说明组织低灌注得到改善,同时临床贫血症状也被纠正。还有人观察到,有症状的早产儿贫血时,组织 FTOE 较高,提示组织耗氧已增加,应尽快输血治疗。

（周丛乐）

参考文献

[1] MARIN T, MOORE J. Understanding near-infrared spectroscopy. Adv Neonatal Care, 2011, 11: 382-388.

[2] RENE G, LUCIA CL, MIRKO Z. Use of near-infrared spectroscopy (NIRS) in cerebral tissue oxygenation monitoring in neonates. Biomed Pap Med, 2017, 161 (2): 128-133.

[3] PICHLER G, CHEUNG PY, AZIZ K, et al. How to monitor the brain during immediate neonatal transition and resuscitation？A systematic qualitative review of the literature. Neonatology, 2014, 105: 205-210.

[4] PICHLER G, BINDER C, AVIAN A, et al. Reference ranges for regional cerebral tissue

oxygen saturation and fractional oxygen extraction in neonates during immediate transition after birth. J Pediatr, 2013, 163: 1558-1563.

［5］侯新琳, 杨慧霞, 周丛乐, 等. 新生儿出生时脑氧合及血流改变的近红外光谱研究. 中国医刊, 2007, 42, 3: 26-29.

［6］FRANK VB, JONATHAN PM. Monitoring cerebral oxygenation of the immature brain: a neuroprotective strategy？Pediatric Research, 2018, 84: 159-164.

［7］GARVEY AA, KOOI EMW, SMITH A, et al. Interpretation of Cerebral Oxygenation Changes in the Preterm Infant. Children, 2018, 5 (7): 94.

［8］PICHLER G, URLESBERGER B, BAIK N, et al. Cerebral oxygen saturation to guide oxygen delivery in preterm neonates for the immediate transition after birth: a 2-center randomized controlled pilot feasibility trial. J Pediatr, 2016, 170: 73-78. e1-4.

［9］VIAROLI F, CHEUNG PY, O'REILLY M, et al. Reducing Brain Injury of Preterm Infants in the Delivery Room. Front. Pediatr, 2018, 6: 290.

［10］OEI JL, FINER NN, SAUGSTAD OD, et al. Outcomes of oxygen saturation targeting during delivery room stabilisation of preterm infants. Arch Dis Child Fetal Neonatal Ed, 2018, 103: 446-454.

［11］BINDER C, URLESBERGER B, AVIAN A, et al. Cerebral and peripheral regional oxygen saturation during postnatal transition in preterm neonates. J Pediatr, 2013, 163: 394-399.

［12］GERHARD P, SIGRID B, MARLENE B, et al. Cerebral regional tissue Oxygen Saturation to Guide Oxygen Delivery in preterm neonates during immediate transition after birth (COSGOD Ⅲ): an investigator-initiated, randomized, multi-center, multi-national, clinical trial on additional cerebral tissue oxygen saturation monitoring combined with defined treatment guidelines versus standard monitoring and treatment as usual in premature infants during immediate transition: study protocol for a randomized controlled trial. Trials, 2019, 20: 178.

［13］PANE A, HANSEN SK, WARFIELD D, et al. Near-infrared spectroscopy versus magnetic resonance imaging to study brain perfusion in newborns with hypoxic-ischemic encephalopathy treated with hypothermia. NeuroImage, 2014, 85 Pt 1 (0 1): 287-293.

［14］MATHIEU D, ALPNA A, LIN PY, et al. Cerebral Oxygen Metabolism in Neonatal Hypoxic Ischemic Encephalopathy during and after Therapeutic Hypothermia. The Journal of Cerebral Blood Flow & Metabolism, 2014, 34 (1): 87-94.

［15］JAIN SV, PAGANO L, GILLAM-KRAKAUER M, et al. Cerebral regional oxygen saturation trends in infants with hypoxic-ischemic encephalopathy. Early Human Development, 2017, 113: 55-61.

［16］叶贞志, 谢小强, 韩玉昆, 等. 近红外光谱技术产时监测宫内缺氧性脑损伤的价值. 中华围产杂志, 2010,(04): 314-317.

［17］SHIRAZ B, CALUM R, DOUGLAS B, et al. Haemodynamic Instability and Brain Injury in Neonates Exposed to Hypoxia–Ischaemia. Brain Sci, 2019, 9 (3): 49.

［18］程国强, 邵肖梅, 刘先知, 等. 选择性头部亚低温治疗新生儿缺氧缺血性脑损伤对脑血流和氧合代谢的影响. 中华围产医学杂志, 2005, (06): 384-388.

［19］刘云峰, 周丛乐, 张家洁, 等. 不同疾病状态下新生儿脑组织氧合变化的对照研究. 中国循证儿科杂志, 2009, 4: 349-355.

［20］GERHARD P, CORINNA B, ALEXANDER A, et al. Reference Ranges for Regional Cerebral Tissue Oxygen Saturation and Fractional Oxygen Extraction in Neonates during Immediate Transition after Birth. J Pediatr, 2013, 163: 1558-1563.

［21］周丛乐, 刘云峰, 张家洁, 等. 新生儿局部脑组织氧检测的多中心研究. 中华儿科杂志, 2009, 47: 517-522.

第二节　对正常与疾病状态下新生儿脑氧的监测

NIRS 是自 1977 年以来在光学原理的基础上发展起来的无创性组织氧检查技术, 利用近红外组织测氧可以监测脑组织氧饱和度(rSO_2)、组织中血红蛋白的变化量(ΔC_{tHb})、氧合血红蛋白的变化量(ΔC_{HbO_2})、还原血红蛋白的变化量(ΔC_{Hb}), 以及局部组织血红蛋白浓度指数(THI)。脑 rSO_2 是脑组织中微静脉、微动脉和毛细血管中各自血液血氧饱和度的平均效应, 且微静脉血占主要地位。与 SpO_2 和 SaO_2 相比, 脑组织的 rSO_2 可直接反映脑组织的氧合与氧代谢状况, 这为我们研究新生儿脑损伤提供了一个直接的手段。

一、正常足月新生儿生后早期脑组织氧饱和度测定

(一) 产房分娩新生儿生后脑组织氧饱和度变化

新生儿出生时, 从子宫内过渡到子宫外环境, 胎盘循环中断, 新生儿的呼吸循环系统进行转变, 进行自身的气体交换, 维持生命的需要。胎儿出生后, 在各种刺激的作用下, 10 秒钟到 1 分钟内出现规则呼吸, 脑组织氧合从宫内相对缺氧的状态到出生后有效呼吸循环建立后的正常氧合转变。NIRS 可动态实时检测, 直观显示出生至呼吸循环功能建立过程中脑氧的变化趋势。多个研究显示, 新生儿出生即刻脑组织氧饱和度约为 40%~56%, 随着呼吸建立, 氧合迅速上升。生后 2 分钟、5 分钟、10 分钟、15 分钟分别为: 56%(39%~75%), 66%(50%~78%), 75%(62%~85%), 73%(61%~84%)。不同分娩方式对新生儿脑氧饱和度有不同影响。Kenichi 等发现在分娩后的前 8 分钟, 阴道产和剖宫

61

产两者的脑组织氧饱和度没有差别,但出生后 15 分钟,经阴道产新生儿脑组织氧饱和度为 66% ± 7%,而剖宫产为 57% ± 5%,可能与经阴道产新生儿儿茶酚胺释放增多,外周血管收缩,脑组织血供增多有关。

(二)生后稳定期脑组织氧饱和度变化

生后 24 小时随着新生儿体肺循环成功转换,生后 24 小时至 3~6 周脑氧饱和度趋于稳定在 55%~85% 之间。然而,国外资料测定的 rSO_2 正常值范围变异度较大,宽达 12%;同一患儿更换探头位置后应用同一台仪器测定值的一致性限度也宽达 17%。探头位置的不同,与头皮接触的紧密度,以及脑血流轻微的变化都可导致测定值的变化。我国 2007 年由北京大学第一医院牵头,利用自主研制的近红外组织血氧参数无损监测仪,经过全国 9 家医院历时 1 年的多中心研究,对 514 例新生儿进行了脑组织氧饱和度检测。其中正常组 318 例(61.9%),男 175 例,女 143 例,足月儿 223 例,早产儿 95 例。得出初步结论:新生儿出生后 3 天内脑 rSO_2 数值稳定,没有明显的波动。足月儿脑 rSO_2 为 61.96% ± 1.92%(表 3-2-1)。将低于正常值的 2 个标准差视为异常,则脑组织氧饱和度<58% 提示缺氧,此界值可作为提示足月新生儿脑组织缺氧的一个初筛指标。本研究所测定的新生儿 rSO_2 的正常值(62 ± 2)% 的标准差明显小于国外测定值(± 6%~ ± 12%),不同时间点的重复测定值也变化不大,可能与该研究样本量大、仪器性能稳定等因素有关。因此,所得出的新生儿脑局部血氧饱和度的正常值可作为临床评价新生儿脑组织氧合状态的参考标准。

表 3-2-1　正常新生儿脑组织氧饱和度 $[\bar{x}±s,\%,(n)]$

组别	第 1 天	第 2 天	第 3 天	3 天总合计	F 值	P 值
≥37 周	62.03 ± 1.89 (172)	62.01 ± 1.93 (169)	61.81 ± 1.95 (139)	61.96 ± 1.92 (480)	0.610	>0.05
<37 周	62.60 ± 1.81 (30)	63.50 ± 1.72 (32)	62.68 ± 1.96 (29)	62.94 ± 1.85 (91)	2.282	>0.05
≤34 周	63.02 ± 2.62 (42)	62.86 ± 2.14 (37)	62.38 ± 2.30 (39)	62.76 ± 2.37 (118)	0.780	>0.05

注:n 为例次。

二、脑 rSO_2 与脉搏氧饱和度及动脉血氧饱和度的相关关系

通过末端无创测得的脉搏氧饱和度(SpO_2)与血气分析中的动脉血氧饱和

度（SaO_2）为临床工作中常用的全身氧合检测指标。北大医院多中心研究中，将脑 rSO_2 与 SpO_2 及 SaO_2 进行了相关性比较。研究中同时做 rSO_2 与 SpO_2 共 944 例次，正常组 598 例次，疾病组 346 例次。同步做 rSO_2 与血气分析共 36 例次，为疾病组病例。统计显示，rSO_2 与 SpO_2 总体呈正相关，直线相关系数为 0.74，$P<0.01$（图 3-2-1）。脑 rSO_2 与 SaO_2 同样呈正相关，直线相关系数为 0.71，$P<0.01$（图 3-2-2）。显示脑 rSO_2 与传统的检测指标变化趋势一致，脑 rSO_2 与全身氧合状况相关。

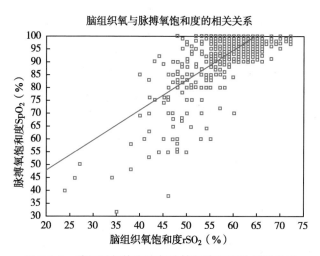

图 3-2-1　脑组织氧饱和度与脉搏氧饱和度的相关关系

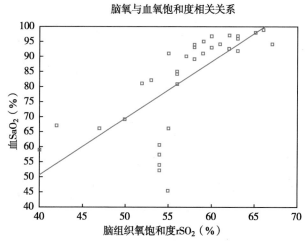

图 3-2-2　脑组织氧饱和度与动脉血氧饱和度的相关关系

脑 rSO_2 与 SpO_2 非同步变化状态分析：研究中发现疾病组有 27 例病例出现脑 rSO_2 与 SpO_2 不同步变化的现象。其变化类型与意义有以下 3 种：

1. **SpO_2 尚正常，而脑 rSO_2 已降低**　表现为 SpO_2 数值虽在 90% 以上，脑 rSO_2 却已降低至 53%~58%，个别最低到 50%。此种现象发生在 18 例患有严重的颅脑疾病及贫血的病例，包括中度缺氧缺血性脑病 10 例，惊厥持续状态 1 例，严重的颅内出血 2 例，严重的贫血 5 例。分析原因：缺氧缺血性脑病及惊厥状态时，脑细胞及组织氧代谢增加，耗氧增多，导致脑 rSO_2 降低。贫血时全身总 Hb 减少，Hb 及 HbO_2 的数量相应减少，HbO_2 向脑组织中释放氧也相应减少，从而导致脑 rSO_2 降低。该结果表明，SpO_2 仅是末梢小动脉的氧饱和度，在某些疾病状态下，脑 rSO_2 更能及时和客观反映器官缺氧状况。

2. **脑 rSO_2 的恢复滞后于 SpO_2**　表现为疾病早期 SpO_2 低至 55%~80%，脑 rSO_2 低至 44%~50%。随着病情的好转，SpO_2 已达到 85% 以上，但脑 rSO_2 仍停留在 50% 左右的水平。这在 6 例多脏器功能衰竭患儿体现尤为突出。表明在严重的疾病状态下，经系统治疗，全身的氧合状态虽已好转，但脑细胞及脑组织氧代谢及耗氧状态仍未改善，仍处于低氧合状态，持续脑组织低氧状态最终将导致缺氧缺血性脑损伤。这对临床的治疗有十分重要的提示作用。

3. **脑 rSO_2 异常增高**　发生在 3 例重度 HIE 急性期，在生后 24 小时之内测得的脑 rSO_2 均明显降低，吸氧的情况下脑 rSO_2 最低达 38%。生后第 3 天再次检测时 SpO_2 在 85% 以上，但脑 rSO_2 却异常增高到 70%，最高达到 72%。其中 1 例在生后 1 个月时脑 rSO_2 检测仍为 71%。分析原因，严重缺氧缺血，脑血管自主调节功能异常，血流再灌注，血管中血容量及氧浓度增高，但与此同时，缺氧缺血导致脑细胞损伤，对氧的摄取利用减低，氧代谢减低，故而脑 rSO_2 增高。由此提示，脑 rSO_2 测定可间接反映疾病的病理生理变化过程。

三、疾病状态下脑组织氧饱和度变化

北京大学第一医院牵头的多中心研究对疾病状态下脑组织氧饱和度改变的机制进行了探讨。可影响脑组织氧合各类疾病新生儿 196 例，男 105 例，女 91 例，其中足月儿 115 例，早产儿 81 例，胎龄中位数 37 周（28~43 周）。其中呼吸系统疾病亚组 97 例，其中轻度和重度分别为 32 例和 65 例；循环系统疾病亚组 44 例，其中轻度和重度分别为 20 例和 24 例；脑损伤亚组 55 例，其中轻度和重度分别为 19 例和 36 例。呼吸系统疾病亚组、循环系统疾病亚组和脑损伤亚组脑 rSO_2 分别为 56.21% ± 6.62%、56.01% ± 7.37% 和 56.39% ± 4.98%，均显著低于正常组足月儿亚组。

（一）呼吸系统疾病对脑 rSO_2 影响

呼吸系统疾病亚组结果显示，$PaO_2 > 60mmHg$ 时，脑 rSO_2 正常。表明血液能够携带足够量的氧，通过脑血管的自主调节功能使脑组织 HbO_2 含量稳定，脑氧合状态稳定；PaO_2 在 50~60mmHg，脑 rSO_2 逐步降低，可能原因为血液中 O_2 与 Hb 逐渐解离，造成低氧血症，脑组织中的 HbO_2 含量随之降低，出现脑缺氧；一旦 PaO_2 降到 50mmHg 以下，脑 rSO_2 迅速严重降低。分析原因，PaO_2 严重降低时，尤其是伴有高碳酸血症，出现 II 型呼吸衰竭时，不仅血液中 O_2 与 Hb 迅速解离，循环中 Hb 增多，动脉二氧化碳分压（arterial blood carbon dioxide partial pressure，$PaCO_2$）的增高刺激脑血管舒张，脑血管的自主调节失衡已不能维持脑血流的稳定，双重因素的交织使脑 rSO_2 严重降低，脑缺氧加重。以上结果提示呼吸功能状态的变化，直接影响着脑组织的氧合状况。出现低氧血症时应积极干预，防范脑组织缺氧。严重疾病状态时要及时纠正呼吸衰竭，保证脑组织及时供氧，防止或减轻脑损伤（图 3-2-3）。

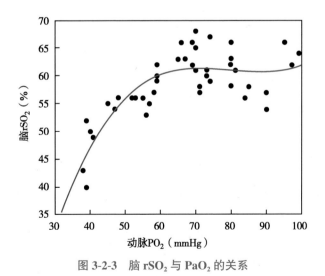

图 3-2-3　脑 rSO_2 与 PaO_2 的关系

（二）循环系统疾病对脑 rSO_2 的影响

在循环系统疾病亚组结果显示，心率在 105 ~200 次 /min，脑血流维持相对稳定,脑 rSO$_2$ 处于正常范围。心率低于 105 次 /min 或高于 200 次 /min 时,心输出量下降,有效循环血流量不足,超出脑血管的自主调节能力范围,脑血流减少,脑 rSO$_2$ 下降,脑组织处于缺氧状态。临床工作中心率和血压共同调节有效循环血流量的变化,当平均动脉压<30mmHg,出现循环衰竭时,脑 rSO$_2$ 显著低于正常,提示临床工作中要及时采取措施干预,同时注意血压变化,以防因局部组织灌注不足可能导致的脑缺氧和脑损伤(图 3-2-4)。

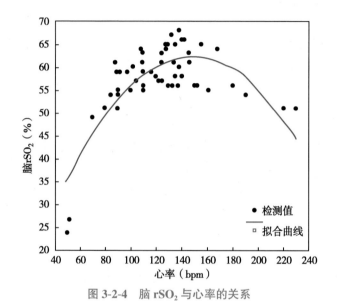

图 3-2-4　脑 rSO$_2$ 与心率的关系

(三) 脑损伤时脑灌注对脑 rSO$_2$ 的影响

脑损伤亚组结果显示,随着脑血流速度的逐渐降低,脑 rSO$_2$ 逐渐升高,甚至高于正常值,最高可达到 70%。提示脑 rSO$_2$ 与脑灌注及脑损伤程度具一定的相关性。分析可能的原因,严重脑损伤导致缺氧后血管痉挛,血管麻痹,舒缩功能失调,出现脑灌注减低,血流速度随之降低。同时脑细胞结构破坏,脑细胞功能受损,耗氧减少,导致循环中 HbO$_2$ 浓度升高,脑 rSO$_2$ 可能逐步上升。由此可见,严重脑损伤时,如出现脑氧合状态异常增高,可能提示脑细胞损伤严重。但客观上多重因素影响着脑的氧合状态,脑血管的自主调节、脑细胞的代谢和耗氧量均是影响脑氧合状态及不良预后的重要因素(图 3-2-5)。

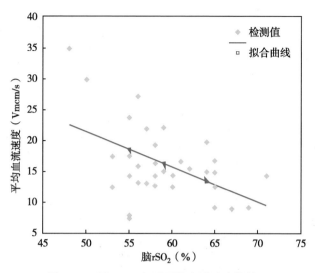

图 3-2-5　脑 rSO_2 与脑平均血流速度的关系

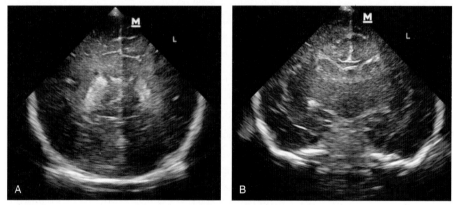

图 3-2-6　脑水肿头颅超声

A. 冠状面脑室中央部至后角层面；B. 冠状面第三脑层面

可见脑结构模糊，背景回声增强，脑室变窄，边界不清。

39 周，2 940g，胎盘早剥，经阴分娩，Apgar 评分，1 分钟、5 分钟、10 分钟、15 分钟及 20 分钟评分分别为 0、1、3、4、6 分。考虑失血性休克，重度窒息，生后给予亚低温治疗。生后 1 小时出现抽搐。生后 3 小时给予 NIRS 监测，TOI 57%~58%，略偏低，同时颅脑超声显示脑水肿（图 3-2-6），提示脑组织缺氧缺血状态。生后 12 小时复测 TOI 60%~62%，提示经临床综合治疗，未再有惊厥发作，脑组织氧供应基本正常。

40周,3 600g,生后 5 天,皮肤出现黄疸 3 天,胆红素 460μmol/L,嗜睡、反应差,四肢肌张力减低。给予换血治疗。磁共振提示,苍白球区域对称高信号,考虑胆红素神经系统损伤。NIRS 监测,TOI 57%~59%,略偏低,提示脑组织轻度缺氧状态(图 3-2-7)。

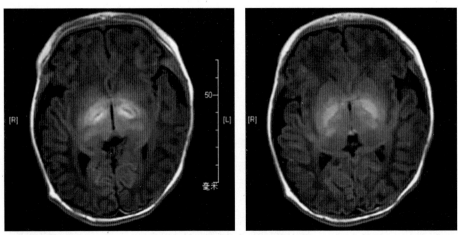

图 3-2-7 胆红素脑损伤磁共振图
苍白球区域对称高信号

38周,臀位,剖宫产。生后出现口角左侧歪斜,头颅超声显示小脑出血,囊腔形成。生后 3 天,双侧脑室逐步扩张,小脑出血进行性加重。NIRS 监测,TOI 57%~59%,略偏低,提示脑积水导致脑水肿,脑组织轻度缺氧缺血状态(图 3-2-8)。

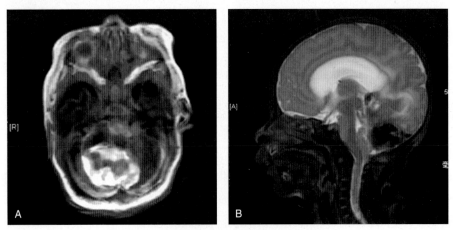

图 3-2-8 小脑出血及脑积水核磁共振图
A. 小脑出血;B. 小脑出血造成第四脑室及中脑水管受压,第三脑室及侧脑室扩大

　　然而,在不同疾病状态时,新生儿脑组织氧饱和度的检测尚有待于进一步的研究。脑 rSO$_2$ 反应的是脑的瞬时氧合情况,脑 rSO$_2$ 的降低提示检测即刻脑组织有缺氧,缺氧的时间及程度对预后均会产生影响。因此,在临床工作中,尤其是 NICU 工作中,建议对危重症新生儿脑 rSO$_2$ 进行持续监测。发现脑 rSO$_2$ 改变,提示由于全身血流动力学或者脑组织氧合及代谢的异常导致脑组织的缺氧,便于临床及时采取相应的治疗措施。未来的研究中,对不同疾病状态下脑 rSO$_2$ 进行长程监测,在脑 rSO$_2$ 发生改变时探讨其可能的机制,有利于我们及时发现和纠正可能导致脑缺氧的病因,并及时加以治疗,避免或者减少脑损伤的发生。

(刘云峰)

参考文献

[1] THEWISSEN L, CAICEDO A, LEMMERS P, et al. Measuring Near-Infrared Spectroscopy Derived Cerebral Autoregulation in Neonates: From Research Tool Toward Bedside Multimodal Monitoring. Front Pediatr, 2018, 6: 117.

[2] GARVEY AA, DEMPSEY EM. Applications of near infrared spectroscopy in the neonate. Curr Opin Pediatr, 2018, 30 (2): 209-215.

[3] PICHLER G, SCHMÖLZER GM, URLESBERGER B. Cerebral Tissue Oxygenation during Immediate Neonatal Transition and Resuscitation. Front Pediatr, 2017, 5: 29.

[4] EVELYN Z, BERNDT U, CORINNA B. Near-infrared spectroscopy monitoring during immediate transition after birth: time to obtain cerebral tissue oxygenation. J Clin Monit Comput, 2018, 32: 465-469.

[5] PICHLER G, BINDER C, AVIAN A. Reference ranges for regional cerebral tissue oxygen saturation and fractional oxygen extraction in neonates during immediate transition after birth. J Pediatr, 2013, 163 (6): 1558-1563.

[6] DIX LM, VAN BF, LEMMERS PM. Monitoring Cerebral Oxygenation in Neonates: An Update. Front Pediatr, 2017, 5: 46.

[7] 周丛乐, 刘云峰, 张家洁, 等. 新生儿局部脑组织氧检测的多中心研究. 中华儿科杂志, 2009, 47 (7): 517-522.

[8] MASSA-BUCK B, AMENDOLA V, MCCLOSKEY R. Significant Correlation between Regional Tissue Oxygen Saturation and Vital Signs of Critically IllInfants. Front Pediatr, 2017, 5: 276.

[9] 侯新琳, 周丛乐, 丁海艳, 等. 新生猪不同程度脑缺氧与脑功能、脑损伤关系的近红外光谱研究. 中华儿科杂志, 2007, 2: 523-528.

[10] 刘云峰, 周丛乐, 张家洁, 等. 不同疾病状态下新生儿脑氧合变化的对照研究. 中国循证儿科杂志, 2009, 4 (4): 349-355.

第三节　在新生儿神经重症监护中的应用

一、神经重症监护

随着重症监护和治疗技术的发展,危重新生儿和极早早产儿存活率显著提高。新生儿脑损伤的发生率却呈上升趋势,其中 5%~15% 发生脑瘫,25%~50% 发生认知或学习障碍。目前尚无有效治疗新生儿脑损伤的措施。基于脑损伤的复杂性和不良预后,强调以脑为中心的危重新生儿脑损伤的预防、监护和恰当干预十分必要。神经重症监护就是基于这样的理念产生的。

新生儿神经重症监护(neonatal neuro intensive care unit,NNICU)宗旨是聚焦新生儿脑保护,建立集监测、发育支持护理、预防、治疗和远期随访为一体的临床管理模式,通过整合新生儿、神经科、神经影像学、神经电生理、遗传学、康复和神经专科护理的多学科团队,共同管理脑损伤高危儿,对改善危重新生儿神经发育结局具有重要意义。2008 年,美国加州大学旧金山分校贝尼奥夫儿童医院建立了世界首个 NNICU。随后美国有十几家新生儿救治中心也相继成立了 NNICU。2013 年起 UCSF 和斯坦福大学在美国启动了新生儿神经重症监护专业培训工作。复旦大学附属儿科医院从 2007 年开始对亚低温治疗的患儿同时进行脑电、脑氧、血压及其他生理参数监测,形成新生儿神经重症监护雏形。2013 年在国内提出新生儿神经重症监护概念,对新生儿神经重症监护管理、临床价值、纳入患儿、监护手段、诊断方法等进行了一系列探索,2015 年组建国内第一个新生儿脑损伤管理多学科团队。2016 年组建新生儿神经重症监护单元,2018 年制定了中国的 NNICU 专家共识。

脑功能监测是 NNICU 重要的内容之一,监测的内容除了一般重症监护病房具有的监护设备,如呼吸、心电、血压、血气、生化等常规监测项目外,同时应具备:①神经功能的临床评估;②神经影像学检查;③神经电生理监测;④血流动力学监测:全身血流动力学评估、脑血流和脑灌注压监测、脑血管自主调节功能监测、全身和脑部的氧合功能监测;⑤脑代谢监测,葡萄糖利用和营养状态评估;⑥神经细胞受损的生物标记物监测;⑦脑部温度和炎症反应监测。通过多维监测结果的整合、演示和分析等,开发新的延伸技术及应用。NICU

的日常医疗活动需要适应和实施神经重症监护。

目前有关 NNICU 的研究资料较少,已经发表的研究表明 NNICU 建立可以识别更多的亚临床惊厥,减少抗惊厥药物的累计负荷量,减少出院患儿继续应用抗惊厥药物的人数。能够早期识别更多 HIE 患儿受益于低温治疗,减少住院天数,以及 NICU 住院天数,相信随着更多研究结果发布,NNICU 的建立能够改善脑损伤患儿的预后(图 3-3-1)。

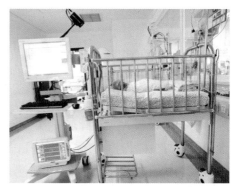

图 3-3-1　正在进行 aEEG 和 NIRS 脑氧联合监测的新生儿

二、缺氧缺血与脑损伤

脑血流自动调节功能是在血压波动的情况下保持脑血流恒定的能力,通过调节动脉张力来实现。低血压时脑血管舒张,高血压时脑血管收缩,确保大脑血流灌注。新生儿脑血流的自我调节能力有限,受血压的影响较大,危重新生儿多表现为压力被动性脑血流。下列产后因素已被证实或被认为与脑损伤有关,包括呼吸窘迫综合征、过度通气而引起的低碳酸血症、低血压、动静脉压紊乱和脑血流量降低。这些相互关联因素导致脑血流自动调节功能受损而引起脑血流紊乱。因此,危重新生儿脑缺氧可能是由于血压不足、心功能障碍或机械通气不足造成的脑灌注障碍,也可能是由于血液中氧含量不足,或其联合导致的。虽然这些问题目前都有治疗方法,且已经在常规临床实践中使用,但并没有减少或减轻危重新生儿脑损伤的发生,提示目前的监测指标,如血气分析、经皮氧合二氧化碳分压、外周脉搏氧饱和度、血压等在脑损伤高危儿管理中存在不足,因为这些监测指标并不能直接反映脑组织氧的供需平衡。

脑组织氧监测可能在脑损伤高危儿的管理中起关键作用。近红外光谱(NIRS)技术用于新生儿的临床研究始于 1985 年,由于其具有非损伤性的实时床旁监测、不干扰护理和治疗等特点,以及可以监测脑氧合代谢和脑血流动力学,NIRS 是危重新生儿神经监护的理想方法之一。NIRS 脑组织氧监测设备提供了脑组织氧饱和度(rSO_2)的绝对值,用氧合血红蛋白与总血红蛋白的比值表示,可以监测传感器下覆盖的组织。

三、NIRS 在危重新生儿脑损伤中的应用现状

目前已经发表的有关新生儿 NIRS 研究包括：

1. **测定的新生儿 CBF、CBV 正常值极其影响因素**　NIRS 测定的正常新生儿 CBV 值为 1.9~3.2ml/100g 组织，平均值为 2.2ml/100g。早产儿生后前 3 天 CBV 的值为 1ml/100g~3ml/100g。NIRS 测定的正常新生儿 CBF 为 5~33ml/(100g 脑组织·min)。超低出生体重儿和高危足月新生儿 CBF 显著增加，分别为 66.1ml/(100g 脑组织·min) 和 62.1ml/(100g 脑组织·min)。胎龄 26 周早产儿脑血管对二氧化碳分压变化的反应性为 0.07ml/(100g·kPa)，随胎龄逐渐增加，足月时为 0.51ml/(100g·kPa)，且也随生后日龄而变化。

2. **脑氧合和血流动力学变化监测**　许多临床事件或临床干预措施可能导致脑血流和氧合变化，这些变化可能导致脑损伤。NIRS 可以非常方便有效的监测临床事件或临床干预对脑血流和氧合代谢影响。相关的研究也较多：①临床事件，包括感染、酸中毒、低氧和高氧血症、低碳酸和高碳酸血症、低血容量、休克、贫血、呼吸暂停、惊厥、低体温等。②临床药物治疗，如表面活性物质治疗、氨茶碱、咖啡因、吲哚美辛或布洛芬、镇静剂血管活性药物(多巴胺)、扩容等。③临床干预措施，如交换输血、部分换血、机械通气、持续正压通气(continuos positive airway pressure，CPAP)、抽血速度、吸痰方式、光线、声音、抚触、输血、脑积水引流或穿刺放液、血浆置换或体外膜肺、有创操作、哭吵、颈部位置异常等。上述事件或干预措施均可能导致脑血流和氧合代谢的快速变化，但研究结果存在差异，且均没有远期随访结果，脑血流和氧合代谢的确切临床价值仍有待于进一步明确。

3. **脑血流自主调节功能和早产儿脑损伤**　根据脑血流和血压的相关性可以评价脑血流自主调节功能。若脑血流和平均动脉压(MABP)相关系数>0.5 时，说明脑血流自主调节功能受损；若脑血流和 MABP 相关系数<0.5 时，提示脑血流自主调节功能正常。研究表明胎龄、体重、窒息、低氧血症及呼吸机辅助通气等均是影响脑血流自主调节功能的重要因素。胎龄越小，出生体重越低，脑血流自主调节功能越差。存在自主调节功能受损者 33.3% 随后发生严重脑损伤，明显高于自主调节功能正常者，提示应用 NIRS 监测脑血流自主调节功能，对早产儿脑损伤的早期预测确有重要价值。同样，应用 NIRS 监测脑 rSO$_2$ 对早产儿脑损伤的早期预测也有一定的价值。

4. **脑损伤患儿的预后评估**　临床研究也表明无或轻度窒息的患儿脑血容量及氧合状况比较稳定；而重度窒息尤其合并 HIE 者脑血容量及氧合有下降。HIE

新生儿 CBV 持续显著增加或降低、或 rSO$_2$ 显著增加,预后较差。因此 NIRS 可以早期监测 HIE 的脑氧合代谢状态和脑血流变化,有益于早期筛查出适合低温治疗的 HIE 患儿,也为 HIE 患儿严重度和预后评估提供有价值的资料。

5. **基于脑组织氧监测的临床管理**　通过脑氧监测是否能够改善危重新生儿结局的研究较少。一项对成人冠状动脉手术期间脑氧测量的临床效果的系统综述,纳入 47 项试验 5 000 余名患者的数据,这些临床试验的方法学质量较低,因此临床益处仍不确定。然而,系统综述中的大多数研究报告了 NIRS 临床疗效的阳性结果。尽管缺乏关于临床益处的明确证据,NIRS 在心脏患者围手术期护理中得到了越来越多的应用。Gorm 等进行一项研究,观察组 NIRS 监测数值可见而对照组监测值不可见,所有超早产儿均在生后的 72 小时内对脑氧合进行监测。该研究共纳入 166 名超早产儿。主要结局为脑低氧和高氧负荷,研究发现实验组脑低氧、高氧负荷(计算为曲线下面积在目标范围 55%~85% 外)均降低,虽然该研究未能证明可以减轻脑损伤和死亡率,但有降低趋势,同时该研究发现无论实验组还是对照组,脑组织氧低于 55% 远期神经发育不良的风险显著增加。这也是目前唯一发表的基于脑组织氧监测的脑损伤高危儿管理文献。

四、NIRS 脑组织氧监测值的影响因素

1. **胎龄和生后日龄**　已经发表的研究提示 NIRS 脑组织氧监测值受胎龄影响较大,相比足月儿,早产儿脑氧饱和度更高,且与胎龄呈负相关。脑组织氧摄取分数也与胎龄有关,可能与早产儿脑组织氧消耗较少有关。生后日龄对脑组织氧也存在影响,特别是刚出生前 10 分钟,脑组织氧饱和度变化较大。多数研究提示脑组织氧于生后 72 小时开始稳定,但有研究表明直到生后 2 周脑组织氧才趋于稳定。

2. **探头重新放置**　由于长期监测可能会对皮肤造成一定灼伤,特别是早产儿,因此一般建议每监测 4 小时最好重新放置探头。重新放置探头后脑氧监测值可能不同,放置不同的部位监测值也可能与既往存在差异,一般重新放置探头导致的变异在 5%~10%。

3. **监测设备和探头**　目前国际上进入市场的 NIRS 监测设备采用的算法和波长存在差异,因此不同的监测设备之间监测值存在较大差异,很难进行比较,不同的监测设备测定值差异可达 15%。即使同一监测设备,采用不同型号的探头监测值也存在 10% 以内差异。

4. **探头与皮肤接触** 由于 NIRS 通过测定入射光和接受光的差异计算脑组织氧饱和度,因此皮肤与探头接触对测定值存在影响,如果探头与皮肤接触不紧密,可导致监测值明显降低甚至测不出。

5. **干扰** 与脉搏氧饱和度监测一样,脑氧饱和度也容易受外界环境和患儿自身情况的干扰如光疗可能影响 NIRS 监测值,患儿哭闹、运动等也可导致脑氧饱和度波动。

由于脑氧饱和度是实时变化的,且易受多种因素干扰,因此在解读时应考虑上述影响因素。

五、NIRS 监测在 NNICU 的应用场景

(一) 脑血流自主调节功能与低血压

早产儿也存在脑血流自主调节机制,即血压波动但脑血流可以保持恒定。研究表明,胎龄、体重、窒息、低氧血症及呼吸机辅助通气等均是影响脑血流自主调节功能的重要因素。胎龄越小,出生体重越低,脑血流自主调节功能越差。因此很难给出一个固定的血压值提示可能发生脑血流降低。目前缺乏大样本的随机对照试验,低血压与脑损伤或神经发育不良结局之间仍存在争议,对存在低血压的患儿是否进行扩容或给予正性肌力药物仍存在争议。基于血压联合脑血流监测明确何时给予临床治疗受到越来越多的关注。NIRS 脑组织氧监测可作为脑血流替代指标(假设脑氧消耗稳定)已经获得越来越多的认可,并已用于评估早产儿正性肌力药物使用及其对脑灌注和血流的影响。此外,其作为脑灌注的替代指标,结合血压,可连续动态监测脑自主调节功能,有可能改善早产儿远期结局。NIRS 脑组织氧监测可用于脑血流的评估,与血压结合可反映脑灌注。但对于这些数值的解读和脑血管自主调节功能评估的最佳算法仍存在不确定性。准确识别脑血管自主调节功能受损和脑损伤的时期有助于判断临床何时应采取治疗和持续评估。

一些病例显示了脑组织氧监测用于评估低血压期间是否需要进行干预所具有的优势。表明脑自主调节功能受损时,尽管脑氧饱和度看似在正常值范围内,但根据监测脑组织氧的变化,来确定需要维持平均动脉压的稳定的决策使患儿受益。因此,低血压期间脑氧变化的趋势可以帮助临床决策的制定(如是否应开始使用正性肌力药)。

(二) 辅助判断动脉导管未闭是否需要干预

动脉导管未闭(patent ductus arteriosus,PDA)与坏死性小肠结肠炎,慢

性肺病和脑室内出血关系仍不明确,如何定义血流动力学显著变化的 PDA (hemodynamic significant patent ductus arteriosus,hsPDA)以及有效识别需要药物/手术关闭的患儿仍面临严峻的的挑战,因此 PDA 的最佳治疗方案仍存在争议。NIRS 监测脑组织氧可能是 hsPDA 药物和手术关闭治疗期间评估脑灌注的又一重要方法。

研究表明,hsPDA 患儿脑 rSO_2 值显著降低,PDA 关闭后患儿的脑 rSO_2 值恢复正常,这一发现在小于胎龄儿(small for gestational age,SGA)中更明显。对存在 hsPDA 的患儿,目前首选应用药物关闭 PDA。随机对照研究发现,给予吲哚美辛后导致脑血流量和脑组织氧运输显著降低,而布洛芬对脑血流动力学没有显著影响。2018 年的一项研究利用 NIRS 发现,给予对乙酰氨基酚不影响脑血流动力学,提示对乙酰氨基酚治疗 PDA 是安全的,对乙酰氨基酚多在应用布洛芬进行 PDA 封闭失败后使用。

药物关闭失败的 hsPDA 患儿需要手术结扎。与保守治疗和药物关闭相比,手术结扎是否增加神经预后的风险仍存在争议。研究表明与保守治疗和药物关闭比较,需要手术结扎的患儿脑组织氧值较低且脑组织氧处于低值的持续时间较长。手术结扎患儿发生脑血流自主调节功能异常比例较高,但 PDA 手术结扎对脑氧的影响仍存在争议。有研究发现 PDA 手术结扎期间脑氧合无明显变化。相反,某些研究表明 PDA 手术结扎期间和之后的脑组织氧值降低,目前仍不清楚是手术期间血流动力学紊乱或组织氧利用增加所致,还是较为严重的 PDA 本身导致的脑组织氧变化。

目前正在研究脑组织氧监测结果与远期的神经发育结局的关系。有研究提示生后前 2 周的脑组织氧监测值与 2~3 岁后的神经发育结局存在相关性,长时间的脑氧值较低与 MRI 成像中小脑体积减少之间具有相关性,推测脑氧值较低的 hsPDA 患儿脑容量和髓鞘形成减少,对神经发育结局产生影响。

有许多生理变量会影响 hsPDA,包括血液携氧能力、液体、呼吸状态、分流严重程度和婴儿自主调节能力。因此,需要全面评估婴儿整体生理状态以明确 hsPDA。脑氧监测可能是临床、生化和超声心动图评估分流严重程度,以及是否应针对患者进行个体化 PDA 药物或手术关闭的有价值的手段。

(三)外周动脉血氧饱和度与脑氧

脉搏血氧监测仍然是有效评估氧输送是否可以满足机体代谢需求的最简单方法。研究表明,与 SpO_2 目标值 85%~89% 组相比,维持 SpO_2 目标值为 91%~95%,胎龄<28 周早产儿存活率更高。临床试验还发现外周动脉氧饱和

度目标值较高的早产儿慢性肺病和早产儿视网膜病发病率较高。单独的 SpO_2 不能明确反映终末器官组织灌注情况，而 NIRS 可实时评估终末器官 / 脑氧合情况。研究表明脉搏氧饱和度下降时，增加吸入氧浓度脑 rSO_2 值升高，并且脑 rSO_2 值在之后数分钟仍维持较高水平，推测可能是大脑自主调节功能受损患儿对缺氧再灌注的代偿反应。因此，通过增加吸入氧浓度或增加平均气道压可提高肺部氧摄取，在提高动脉氧饱和度的同时，可改善脑 rSO_2 值。

（四）低碳酸血症与高碳酸血症

二氧化碳是影响脑血流的重要因素。低碳酸血症，尤其是低于 30mmHg，可引起脑血管收缩而导致脑血流减少，脑氧输送减少，脑 rSO_2 值降低，因此通过监测脑氧可识别低碳酸血症。监测脑 rSO_2 有助于评估呼吸机设置和 $PaCO_2$ 水平。许多研究表明，$PaCO_2$ 降低是脑白质损伤和脑瘫的重要危险因素，尤其是过度通气导致的低碳酸血症。脑 rSO_2 值的下降与过度通气导致的低 $PaCO_2$ 水平相关。相反，$PaCO_2$ 水平升高，脑血管舒张导致脑血流增加，氧气运输增加和脑过度灌注，导致脑 rSO_2 值增加。研究表明，$PaCO_2$ 水平升高导致脑组织氧增高，脑电活动受抑制。另外，高碳酸血症期间，脑血管自动调节功能也存在障碍。

（五）贫血与红细胞增多症

脑氧的运输不仅决定于脑血流和动脉血分压，也与血红蛋白量有关。与血红蛋白水平正常的婴儿相比，贫血患儿脑 rSO_2 值更低和组织氧提取分数（FTOE）更高。这些数值在输血后恢复正常。脑 rSO_2 值和血红蛋白较低的患儿可提高血液携氧能力，更受益于红细胞输注。有趣的是，红细胞增多症也会导致脑血流动力学紊乱，特别是导致脑血流速度降低。换血可导致脑氧升高，可能是由于脑血流改善的原因。

（六）低血糖

低出生体重儿低血糖的发生风险显著高于同期儿童。然而，由于大多数早产儿发生低血糖时很少出现临床症状，因此很难及早识别低血糖。低血糖是神经发育不良的一个独立危险因素，因此临床医生必须更加警惕低血糖的发生并积极监测血糖。NIRS 可能在未来的低血糖监测中发挥作用。研究表明，血糖会影响脑氧，特别是在生后最初几天。低血糖与脑血流量增加和脑 rSO_2 值增加具有相关性。NIRS 可能是低血糖值及其后续管理的有用指标。

（七）脑组织氧饱和度增高

我们临床中更关注脑组织氧降低，可能与脑氧降低更为常见，以及低氧导致的脑损伤有关。尽管脑组织氧增高较为少见,但脑氧显著增高仍应引起我们的关注。脑组织氧增高可能与氧分压过高有关,但氧分压增高仅能轻微增加血液氧含量(仅增加溶解于血液的氧),脑氧饱和度增加不会太显著。脑氧显著增加更可能与脑血流增加或脑氧消耗减少有关,因此应除外脑血流增加的因素如高血压、高碳酸血症、酸中毒等。在除外这些因素后脑氧消耗减少可能是脑氧增加的原因,如镇静过度、严重脑损伤导致大量脑组织坏死或压力被动型脑血流异常。对于存在脑病症状的患儿脑组织氧持续显著增加多提示预后不良。NIRS 可用于各种脑病的监测与评估,如严重颅内出血、HIE、遗传代谢性脑病等。

　　这里主要讨论了脑氧波动常见临床场景,特别是脑氧绝对值较低或较高的情况。作为临床医生,我们越来越意识到针对每个婴儿解释其生理数据的重要性,而不是"一刀切"的方法,以便提供最佳和最适合的个体化护理。因此,许多临床医生面临的挑战在于如何解释这种相对较新的床旁设备监测数据。数值的趋势变化以及数值本身都可以提供丰富的临床信息,不像动脉氧饱和度(SpO_2),脑组织氧饱和度受许多潜在的变量的影响,包括心脏(血压和心输出量)、呼吸(动脉血二氧化碳和氧气分压)及代谢(血糖)参数。图 3-3-2 和图 3-3-3 是 NIRS 值潜在的影响因素。对 NIRS 监测到的脑氧异常需要新的思维方式,需考虑多种参数的变化以便建立对患儿当前生理状态的综合评估,而不是单独某个异常值的解决方案,如想当然增加吸入气中的氧浓度分数(fraction of inspiration O_2,FiO_2),现在必须仔细考虑导致观测值变化的所有潜在病因。一旦明确原因,就可以启动动态和个体化管理。这种多步骤和个体化处理问题的方式可能会减少婴儿缺氧 / 高氧负担以及生后最初几天不必要干预治疗的次数,最终改善患儿临床结局。

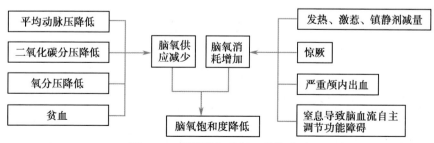

图 3-3-2　导致脑氧降低可能的病因

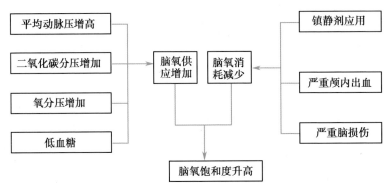

图 3-3-3　导致脑氧增高可能的因素

六、基于脑氧监测的临床干预

对脑氧进行监测是预防和减轻脑损伤的重要手段,也是评估远期预后的方法之一。但监测到脑氧异常需要进行相应的干预,才能最大化发挥脑氧监测的价值。脑氧不仅受氧分压或脉搏氧饱和度影响,还与脑血流(由心血管功能决定)、血红蛋白及脑组织氧的消耗有关。因此,监测到脑氧异常需要进行综合分析并辅以相关的监测,才能进行恰当管理。

1. **临床干预建议**　临床上需要干预的脑氧阈值取决于脑氧监测设备,Gorm 等开展的对超早产儿脑保护的研究对缺氧阈值进行了定义,采用 INVOS 成人探头进行脑氧监测缺氧阈值 55%,并检测了其他设备以及同一设备采用不同型号探头需要的干预脑氧阈值(表 3-3-1)。如果 rSO_2 的值在超过低氧阈值 10 分钟以上或者急剧下降且显著低于临床干预阈值,那么需要首先检查探头的位置是否正确或者是否需要重新放置固定。如果这样还是无法解决问题,那么便需要按照下述方法进行临床干预(给予呼吸循环支持措施),并在干预后 30~60 分钟内重新对 rSO_2 进行评估。通常来说,每次最好给予一次临床干预措施。

表 3-3-1　使用不同设备和探头 rSO_2 需要进行临床干预的阈值

设备型号	FORESIGHT	NIRO	NIRO	INVOS	INVOS	Egos	O3	Oxyprem 1.4
探头规格	小	小	大	婴儿	成人	/	/	/
低氧干预阈值	66%	61%	62%	63%	55%	56%	64%	48%

临床干预原理/目标：较低的 rSO_2 值反映出较低的组织氧输送。临床干预的目的在于直接增加 CBF、血红蛋白浓度或 SaO_2 值。

2. 首先评估呼吸状态 可以通过脉氧监测评估氧分压，通过通气量间接评估血二氧化碳分压（PCO_2）。如果可以进行经皮二氧化碳分压和氧分压监测更好。必要时进行血气分析。如果存在：

（1）氧分压或 SaO_2 低于正常范围，考虑：

1）增加 FiO_2（注意：谨慎增加吸入氧浓度，不得超过 SpO_2 最高目标阈值）。

2）增加平均气道压力（MAP）。

（2）PCO_2 低于正常范围或较低（即是在正常范围），考虑减少每分钟肺通气量。

（3）如果存在气胸需要进行胸腔穿刺或引流。

（4）如果平均气道压较高，需要降低平均气道压。

3. 评估心血管功能状态 如果氧分压或氧饱和度以及 PCO_2 正常，需要对心血管功能进行评估。

（1）最先获得的监测数据为血压，如果平均动脉压低于正常范围，考虑：

1）给予血管收缩的药物如血管活性药（多巴胺、肾上腺素或去甲肾上腺素）或血管升压素。

2）液体复苏（生理盐水）：如果有明显的体液丢失或失血，多提示循环血量减少，扩容效果更好。

3）降低平均气道压力（MAP）：过高的平均气道压可能导致静脉回流障碍，有效循环血量减少，同时过高的平均动脉压也可导致心脏舒张受限。

（2）通过临床或实验室检查评估证实体循环较差，且至少出现下列 2 个症状：乳酸>3.5mmol/l、毛细血管再充盈时间（capillary refill time，CRT）>3 秒、尿量<1ml/（kg·h），考虑给予：

1）正性肌力药：通过改善心脏收缩功能增加心输出量，改善脑组织灌注。

2）液体复苏（生理盐水）。

3）降低平均气道压力（MAP）。

4）降低血管收缩药物剂量：过高的血管收缩药物，可导致外周组织灌注不足，脑血流可能降低，导致脑氧降低。

（3）如果能够进行超声心动图检查，应在功能超声监测指导下进行目标治疗：

1）前负荷降低：液体复苏。

2）后负荷增加：给予扩血管药物降低后负荷或减少血管收缩药物应用。

3）心脏收缩功能降低：给予正性肌力药物改善心功能。

4）如果平均气道压较高导致静脉回流异常，降低平均气道压力（MAP）。

（4）如果存在动脉导管未闭，且存在血流动力学紊乱的临床或超声证据，应考虑：

1）药物治疗。

2）手术关闭：存在药物关闭的禁忌证或药物关闭无效考虑手术关闭。

4. 评估氧气输送能力 如果血红蛋白低于正常范围，考虑输入红血细胞。

七、脑组织氧饱和度监测适应证和监测时间

（一）监测适应证

1. 早产儿，特别是胎龄小于 32 周的早产儿，生后应尽早开始组织氧合监测，包括脑氧、肾氧和肠氧。

2. 所有窒息的新生儿应尽早进行组织氧合监测，包括脑氧、肾氧和肠氧。如果监测正常，可 24 小时停止监测。存在 HIE 的患儿至少监测到复温结束。

3. 围手术期监护，所有需要手术的患儿需要在术前、术中和术后 24 小时进行脑氧、肾氧连续监测。

4. 对于存在血流动力学紊乱的新生儿如严重感染、先天性心脏病、PDA需要连续监测。存在低血压的患儿。

5. 存在脑损伤的患儿包括脑发育畸形、遗传代谢、低血糖。

6. 惊厥患儿。

7. 喂养不耐受包括疑似或明确 NEC 的患儿。

8. 贫血患儿需要输血治疗。

9. 所有有创通气的患儿。

10. 高胆红素血症需要换血治疗者。

11. 临床有创操作或干预实施前后。

（二）监测时间

1. 超早产儿建议生后 72 小时内连续监测。

2. HIE 患儿建议生后连续监测 96 小时。

3. 一般监测至少需要监测 3 小时（图 3-3-4）。

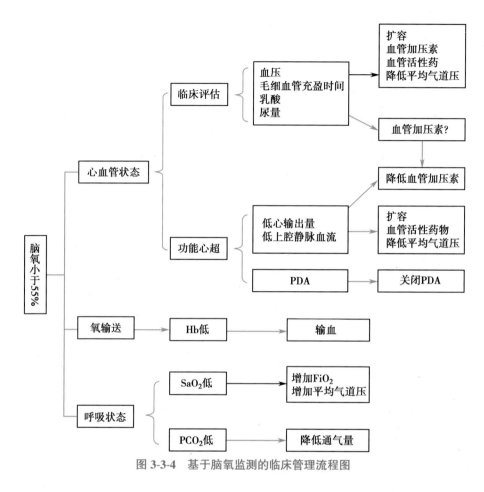

图 3-3-4 基于脑氧监测的临床管理流程图

（程国强）

参考文献

［1］新生儿神经重症监护单元建设专家共识工作组, 中华医学会儿科学分会新生儿学组. 新生儿神经重症监护单元建设专家共识. 中国循证儿科杂志, 2018, 13 (4): 241-247.

［2］BASHIR RA, ESPINOZA L, VAYALTHRIKKOVIL S, et al. Implementation of a Neuro-critical Care Program: Improved Seizure Detection and Decreased Antiseizure Medication at Discharge in Neonates With Hypoxic-Ischemic Encephalopathy. Pediatr Neurol, 2016, 64: 38-43.

［3］ROYCHOUDHURY S, ESSER MJ, BUCHHALTER J, et al. Implementation of Neonatal Neurocritical Care Program Improved Short-Term Outcomes in Neonates With Moderate-to-Severe Hypoxic Ischemic Encephalopathy. Pediatr Neurol, 2019, 101: 64-70.

[4] SOOD BG, MCLAUGHLIN K, CORTEZ J. Near-infrared spectroscopy: applications in neonates. Semin Fetal Neonatal Med, 2015, 20 (3): 164-172.

[5] DIX LM, VAN BEL F, LEMMERS PM. Monitoring Cerebral Oxygenation in Neonates: An Update. Front Pediatr, 2017, 5: 46.

[6] FRANK VB, JONATHAN PM. Monitoring cerebral oxygenation of the immature brain: a neuroprotective strategy？ Pediatr Res, 2018, 84 (2): 159-164.

[7] PLOMGAARD AM, VAN OEVEREN W, PETERSEN TH, et al. The SafeBoosC Ⅱ randomized trial: Treatment guided by near-infrared spectroscopy reduces cerebral hypoxia without changing early biomarkers of brain injury. Pediatr Res, 2016, 79: 528-535.

[8] AISLING AG, ELISABETH MWK, AISLING S, et al. Interpretation of Cerebral Oxygenation Changes in the Preterm Infant. Children, 2018, 5 (7): 94-97.

[9] GARVEY AA, DEMPSEY EM. Applications of near infrared spectroscopy in the neonate. Curr Opin Pediatr, 2018, 30 (2): 209-215.

[10] HOFFMAN SB, CHENG YJ, MAGDER LS, et al. Cerebral autoregulation in premature infants during the first 96 hours of life and relationship to adverse outcomes. Arch Dis Child Fetal Neonatal Ed, 2019, 104 (5): 473-479.

[11] SHEPHERD JL, NOORI S. What is a hemodynamically significant PDA in preterm infants？ Congenit Heart Dis, 2019, 14 (1): 21-26.

[12] KLUCKOW M, LEMMERS P. Hemodynamic assessment of the patent ductus arteriosus: Beyond ultrasound. Semin Fetal Neonatal Med, 2018, 23 (4): 239-244.

[13] BANERJEE J, LEUNG TS, ALADANGADY N. Cerebral blood flow and oximetry response to blood transfusion in relation to chronological age in preterm infants. Early Hum Dev, 2016, 97: 1-8.

[14] MATTERBERGER C, BAIK-SCHNEDITZ N, SCHWABERGER B, et al. Blood Glucose and Cerebral Tissue Oxygenation Immediately after Birth-An Observational Study. J Pediatr, 2018, 200: 19-23.

[15] NIEMI AK, CHOCK VY. Near-Infrared Spectroscopy in the Diagnostic Evaluation of Mitochondrial Disorders: A Neonatal Intensive Care Unit Case Series. J Pediatr, 2019, 208: 282-286.

[16] GOERAL K, URLESBERGER B, GIORDANO V, et al. Prediction of Outcome in Neonates with Hypoxic-Ischemic Encephalopathy Ⅱ: Role of Amplitude-Integrated Electroencephalography and Cerebral Oxygen Saturation Measured by Near-Infrared Spectroscopy. Neonatology, 2017, 112 (3): 193-202.

[17] JONATHAN P. M, JAMES EM. Regional tissue oxygenation monitoring in the neonatal intensive care unit: evidence for clinical strategies and future directions. Pediatr Res, 2019, 86 (3): 296-304.

第四节　在早产儿的应用

世界范围内早产儿逐年增多,小胎龄儿、低体重早产儿存活率逐年增长。早产儿各脏器功能发育不成熟,生后易出现各种并发症,影响脑血流及脑组织供氧,从而出现脑损伤,早期监测脑氧代谢及脑血流变化,可积极指导临床,进行干预,减轻远期后遗症。近红外光谱(NIRS)技术无创,可实时动态监测脑组织血流状态,目前已在早产儿各个领域中逐步应用。利用近红外光谱技术监测脑氧合及脑血流状况常用的参数有:脑 rSO_2 及脑氧代谢分数(cFTOE)的变化。通过连续采集 MAP 和 rSO_2 数据,应用 Pearson 相关系数得出动态脑血氧指数(cerebral oximetry index,COx),可以评估脑血流自动调节情况。

一、早产儿脑组织氧饱和度变化规律

早产儿由于脑发育不完善,加之生后体肺循环的转换,动脉导管持续开放,因此,不同胎龄、生后不同时间,脑组织氧饱和度有所差异。85 例早产儿脑氧监测显示,脑 rSO_2 维持在 71% ± 7% 左右。100 例 30~37 周早产儿研究显示,在生后 6 小时内,胎龄与脑氧饱和度变化呈高度相关,胎龄越小,脑组织氧饱和度越低。Alderliesten 把 999 例胎龄 24~32 周早产儿分为 24~25 周、26~27 周、28~29 周及 30~31 周 4 组,在生后 72 小时内利用近红外动态监测发现,不同胎龄及生后不同时龄,脑 rSO_2 及脑 cFTOE 并不相同。早产儿生后 72 小时之内,脑 rSO_2 逐步增加,并在生后 36 小时达高峰,后逐渐下降。脑 rSO_2 总体维持在 65% 左右,比成人脑氧饱和度大约增高 10% 左右。随着胎龄不同,脑 rSO_2 大约每两个孕周增加 1%,cFTOE 在生后 72 小时内维持在 0.32(0.25~0.36)之间。随着胎龄和出生时龄不同出现和脑 rSO_2 类似的变化过规律。

小于胎龄儿(SGA)早产儿由于宫内生长环境较差,脑组织发育不成熟,脑氧代谢与适于胎龄儿(appropriate for gestational age,AGA)早产儿有所不同。Emily 对 61 例 SGA 与 136 例 AGA 的 32 周以下早产儿进行 NIRS 监测,比较其生后 72 小时内脑 rSO_2 及 cFTOE 的变化。研究发现,SGA 组的 rSO_2 为 71%,略高于 AGA 组的 68%;cFTOE 为 0.25,低于 AGA 组的 0.29。小于胎龄儿

和宫内生长性受限(fetal growth restriction,FGR)早产儿脑血管自主调节有其特殊性。另有研究显示,宫内生长受限(FGR)早产儿与 AGA 早产儿生后 2 天进行 NIRS 检测对比可见,COx 分别为 0.15 和 0.09,3 天为 0.17 和 0.09,明显高于 AGA 早产儿。上述研究提示,SGA/FGR 早产儿宫内生长受限,脑组织自我保护作用,脑血流代偿性增加,脑细胞氧消耗减低以适应生存环境,并延续至出生后,从而出现脑氧含量增加及氧消耗减低。研究同时发现,SGA 组男性的 rSO_2(73%)高于同组女性的 rSO_2(69%),cFTOE(0.24)低于同组女性的 cFTOE(0.3)。SGA 男性早产儿脑氧合状态高于女性早产儿,脑氧代谢率低于女性早产儿,不同性别脑氧代谢有所差异。

北京大学第一医院进行的多中心研究显示,所测早产儿中,胎龄 ≤34 周早产儿脑 rSO_2 范围为(62.76±2.37)%,34 周<胎龄 ≤36 周早产儿脑 rSO_2 测定范围为(62.94±1.85)%,最终测定值为(63±2)%。生后 3 天内脑 rSO_2 数值接近,也未见随日龄的变化(表 3-4-1)。

表 3-4-1 正常新生儿脑组织氧饱和度[$\bar{x}±s$,%,(n)]

组别	第 1 天	第 2 天	第 3 天	3 天总合计	F 值	P 值
≥37 周	62.03±1.89 (172)	62.01±1.93 (169)	61.81±1.95 (139)	61.96±1.92 (480)	0.610	>0.05
<37 周	62.60±1.81 (30)	63.50±1.72 (32)	62.68±1.96 (29)	62.94±1.85 (91)	2.282	>0.05
≤34 周	63.02±2.62 (42)	62.86±2.14 (37)	62.38±2.30 (39)	62.76±2.37 (118)	0.780	>0.05

注:n 为例次

该研究数值与文献报道正常值范围相比较,数值稳定,波动范围较小。分析原因,可能与应用仪器差异有关。研究对象胎龄较大,脑血管自主调节发育较极小胎龄早产儿成熟,脑血流稳定也是原因之一。

二、早产儿动脉导管未闭对脑氧代谢的影响

早产儿动脉导管未闭(PDA)因其发育的特殊性,发病率尤高。小于 30 周的早产儿 PDA 发病率约为 33.3%,小于 28 周的早产儿 PDA 发病率高达 60%。具有血流动力学影响的 PDA(hsPDA),由于动脉导管粗大,体肺循环血流动力学变化较大。常出现肺出血、NEC 及颅内出血等并发症。国内外对于

早产儿 PDA 何时干预,何时药物治疗,何时外科治疗尚无统一标准。应用近红外监测技术可以对早产儿 PDA 脑血流及氧代谢变化进行动态监测,为 PDA 的临床干预治疗提供评估手段。研究显示,hsPDA 早产儿脑 rSO_2 数值明显低于无症状 PDA 及药物关闭的 PDA 早产儿。另有部分研究观察可见 hsPDA 组早产儿血压波动时,由于脑血管的自主调节作用,脑 rSO_2 数值虽低,但能维持在一个相对稳定的状态。

早产儿 hsPDA 的治疗包括内科药物治疗和手术结扎治疗。首选药物治疗。利用 cNIRS 可以动态观察 PDA 不同药物治疗时脑灌注的变化,为临床药物选择提供脑氧变化的客观依据。吲哚美辛及布洛芬是 PDA 的一线治疗用药。Patel 等人进行了一项随机对照试验,比较吲哚美辛和布洛芬对脑血流动力学的影响。研究显示,吲哚美辛在给药后显著降低脑血流量和供氧量,而布洛芬对脑血流动力学无不良影响。2018 年的一项研究报告提示,对乙酰氨基酚治疗 PDA 时也不会影响脑的血流动力学变化。由此提示,选择药物治疗 PDA 时,吲哚美辛可引起脑血流改变,有发生脑损伤的风险。布洛芬可作为首选用药,如果存在布洛芬应用的禁忌证或治疗失败时,可选用对乙酰氨基酚治疗。

利用 cNIRS 可以动态观察 hsPDA 药物治疗与外科治疗时脑灌注的变化,为临床手术结扎治疗时机的选择提供脑氧变化的客观依据。早产儿 hsPDA 对照研究显示,早产儿存在较小 PDA 时,脑 rSO_2 维持在 65%~70%,hsPDA 经吲哚美辛内科治疗自行关闭的早产儿组,脑 rSO_2 较前组明显降低,约为 55%~65%,hsPDA 组经内科治疗无效,最终需要外科结扎治疗的早产儿组,术前脑 $rScO_2$ 维持在 53% 左右,均明显低于前两组。另有研究显示,存在 hsPDA,药物治疗即可关闭的早产儿组,脑 $rScO_2$ 多波动在 55%~80%,介于正常早产儿数值之间。而内科药物保守治疗无效,最终手术结扎的早产儿组,在生后早期内科药物保守治疗期间,脑 $rScO_2$ 波动在 40%~50%,最终药物治疗无效,并发症增多,需手术结扎治疗。以上研究提示,hsPDA 造成大量体肺循环分流,导致脑组织血流明显波动、供氧显著减少者,颅内出血及白质损伤等脑损伤合并症可能增多,内科保守治疗可能无效,最终需要尽早手术结扎治疗。

利用 cNIRS 可以动态观察 hsPDA 外科治疗对脑灌注的影响,为临床手术结扎治疗提供脑氧变化的客观依据。有研究者观察到 PDA 手术结扎过程,脑血流会随着结扎的进行和手术前后体位的变动出现血流动力学波动。26 周早产儿 hsPDA,生后 20 天行手术结扎,术前脑组织供血处于低水平状态,脑 rSO$_2$ 维持在 53% 左右,PDA 结扎后,体循环容量迅速增多,脑组织供血增加,脑 rSO$_2$ 出现 20% 的升高,可达 73% 左右。然而手术结束,由侧卧位变为仰卧位时,体位的改变使得血压波动,脑 rSO$_2$ 随之降低至 60%。由此可见,极小早产儿 PDA 对脑血流影响巨大,发生脑损伤的概率大大增加。手术中应积极监测脑氧变化情况,调整手术方案,减少脑损伤的发生。

cNIRS 监测发现,脑血流及脑氧合减少对早产儿远期预后有一定相关性。Verhagen 等研究提示,生命最初两周的 cNIRS 值减低与 2~3 岁时的神经发育结果之间具有相关性。Lemmers 等研究显示,因 hsPDA 需要手术结扎的早产儿 cNIRS 长期低脑氧合值,纠正至足月年龄时 MRI 成像中小脑体积减小较足月儿减少。这些研究提示,早产儿 hsPDA 继发体循环血流减少,导致脑组织低氧和状态,可能导致脑容量减少和髓鞘形成,进而影响神经发育。

未来的 NICU 早产儿治疗中,脑氧合情况在是否关闭 PDA 的最终决定中应起重要作用,而监测脑 rSO$_2$ 能及时发现早产儿 PDA 引起的脑氧合的下降。一旦需要做 PDA 结扎手术,手术期间监测脑 rSO$_2$ 能预防手术引起的脑损伤。

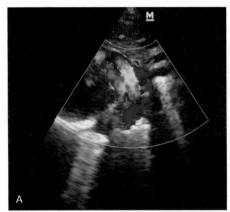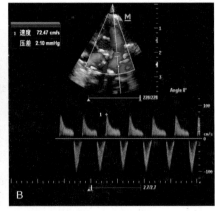

图 3-4-1　粗大动脉导管的双向分流

A. 动脉导管;B. 多普勒频谱显示动脉导管双向分流

28 周,1 050g,母亲产前出血,血象高,经阴分娩。生后出现呼吸困难,考虑湿肺,治疗后呼吸困难逐渐缓解。生后 6 小时,PDA,DA2.5mm,双向分流,经皮氧饱和度 90% 左右,NIRS 监测,TOI　60%~62%%,与同胎龄早产儿比较,TOI 略偏低,较大 PDA,体肺循环分流,导致体循环血流减少,脑组织轻度缺氧状态

三、NIRS 对早产儿脑血管自主调节功能的监测

脑血管自主调节是指脑血管在各种内外环境、条件变化情况下,通过血管流速及血管内径及阻力的变化,维持脑灌注、血流量、血容量在相对稳定的范围,以保证脑氧合及血流稳定,维持脑细胞正常生理功能,避免发生脑损伤。脑血管自主调节受血管发育的成熟度、全身动脉血压(ABP)或全身平均动脉压(MABP)、颅内压、血气 pH、$PaCO_2$、PaO_2、全身代谢状况、血糖水平、交感神经状态及神经血管耦联反应等多种因素综合影响,个体差异较大。与脑血管流速变化最为相关的是 MABP/ABP 的变化。两者相关性正常情况下呈"S"型曲线变化,当 MABP 低于 36mmHg 时,脑血流速度较低,灌注不足,随着 MAP 增加,脑血管舒张,血流速度线性增快,以改善脑组织供血供氧。研究显示,当 MABP 高于 36mmHg 时,随着 MABP 增加,通过脑血管的自主调节,脑血流速度维持稳定,呈"平台"状态,维持正常脑灌注,保障脑组织血供稳定。当 MABP 过高时,随 MABP 增高,脑血管进一步扩张,流速进一步线性增加,脑血流量过量增加,血管破裂出血,易造成出血性脑损伤。NIRS 可通过脑组织氧饱和度、氧代谢分数及脑氧指数的监测,反映脑氧代谢及血流状况变化,直观了解脑血管自主调节状态。

早产儿通过全身血压变化与 NIRS 的脑组织氧饱和度(rSO_2)及脑组织代谢分数(FTOE)的变化关系反映脑血管的自主调节状态。有学者研究,32 周以下早产儿,当 MABP 变化时,rSO_2 同步变化,两者具有良好的相关性,提示脑血管自主调节损伤,这类患儿后期出现严重的颅内出血。低血压导致脑灌注不足,与血压降低的程度及持续时间有关。NIRS 同步监测可以协助评估维持正常脑组织供氧需要的血压状态。Binder 利用 NIRS 对小于 37 周的早产儿,在生后 24 小时内进行血压及脑氧饱和度监测显示,如果 MABP 数值低于其胎龄持续小于 1 小时,脑组织氧饱和度无明显变化。显示早产儿在短暂的低血压状态下,脑血管自主调节对脑组织的保护作用。小样本的早产儿研究显示,当 MABP 不同程度波动时,脑组织氧饱和度多数能持续维持>0.45 以上,脑灌注基本正常。该数值略低于成人脑组织氧饱和度>0.5,脑血管自主调节稳定的结论。提示早产儿对低氧耐受程度高于成人。Munro 对 23~30 周早产儿研究显示,当平均动脉压低于 29mmHg 时出现脑组织氧饱和度下降,脑氧供应不足,该数值低于足月儿 36mmHg 的临界值,提示极小早产儿脑血管调节能力对低血压耐受程度高于足月儿和成人。

　　早产儿易受多种因素的影响,血管自主调节功能丧失,脑氧会发生明显变化。由此造成颅内出血和脑白质软化,尤其需要进行 NIRS 监测直观了解脑血管自主调节功能状态。

　　NIRS 监测可以及时发现脑血流及脑氧代谢异常。早产儿生后早期随着体肺循环的转换,脑血流及脑氧也会出现规律性变化。研究显示,生后 1 天,体循环处于低压,低灌注状态,脑血流及脑氧较低。生后 2~3 天体循环血流量升高,血流再灌注的影响,脑血流及脑氧增高。如果 2~3 天仍处于低氧状态,则后期易发生严重脑室周围 / 脑室内出血。63 例极小早产儿研究显示,生后 3 天内,脑 rSO_2 一直处于低氧状态的早产儿,后期均发展为严重的脑室周围 / 脑室内出血。Noori S 等对 22 例胎龄 23~27 周极小早产儿,在生后 4~72 小时内,每 12 小时进行近红外光监测及头颅超声观察。结果显示,5 例早产儿生后 12 小时之内脑 rSO_2 较另外 17 例早产儿明显降低,脑氧代谢分数明显增高。生后 28 小时,此 5 例早产儿脑 rSO_2 仍持续降低,脑氧代谢分数持续增高。最终 5 例早产儿,1 例出现 Ⅱ 期颅内出血,4 例最终发展成为 Ⅳ 期颅内出血。上述研究反映了早产儿当全身动脉血压波动时,全身血流动力学变化,可导致脑血管自主调节功能出现异常,脑组织氧饱和度明显减低,极易出现颅内出血,造成早产儿出血性脑损伤。生后早期尽早进行脑组织的近红外监测,可尽早发现脑血流及氧代谢异常,便于及时干预,减少出血性脑损伤的发生。

四、早产儿呼吸窘迫综合征对脑氧代谢的影响

　　早产儿肺表面活性物质合成不足,易出现呼吸窘迫综合征(neonatal respiratory distress syndrome,NRDS),影响气体交换,继发全身缺氧缺血,导致脑组织血流动力学改变,出现脑损伤。及时补充外源性肺表面活性物质(pulmonary surfactant,PS)可有效改善肺顺应性,增加肺通气,改善脑组织的缺氧缺血状况。利用 NIRS 可直观同步监测脑氧变化。Roll 等研究显示,NIRS 早产儿给予 PS 治疗时及治疗后 1 分钟内会有短暂心率血压及全身氧饱和度下降,脑组织还原血红蛋白浓度增高,脑 rSO_2 下降。随后 3 分钟心率血压及全身氧合迅速改善,脑组织氧合血红蛋白浓度增高,脑 rSO_2 上升至正常。提示 NRDS 治疗过程中,可一过性引起脑氧合状况变化,但可迅速恢复。近年来,无创通气下经微管气管内注入肺表面活性物质(less invasive surfactant administration,LISA)技术与气管插管注入肺表面活性物质(PS)- 拔管后经鼻持续气道正压通气(intubation-surfactant-extubation,INSURE)技术是目前常用

的两种 PS 给药方式。PS 给药中是否会导致脑氧代谢异常,出现脑损伤,以及两种给药方式对脑氧合状态是否会产生不同影响,是医生们关注的问题。给药中同步进行脑组织 NIRS 监测,可有效评估脑氧及脑血流变化状态。Hanke 等对 44 例 LISA 方法 PS 治疗 NRDS 的早产儿及 22 例仅用 CPAP 方式治疗 NRDS 的早产儿作为对照组,在生后 120 小时给予近红外脑氧监测,研究显示,LISA 组及 CPAP 组多数病例脑 rSO_2 数值稳定 65% 左右,脑氧合状态维持稳定。Santano 等通过新生猪 RDS 模型,分为 INSURE、LISA(鼻导管给药)和 LISA(LISA 管给药)三组给药方式。分别观察三组给药方式前、中、后脑氧饱和度及脑氧代谢分数及颈动脉血流量的变化。研究显示,给药过程中三组新生猪的脑氧饱和度明显降低,脑氧代谢分数增加,颈动脉血流量减少,LISA(鼻导管给药)和 LISA(LISA 管给药)组给药后 1 分钟脑氧饱和度迅速上升,脑氧代谢分数降低,颈动脉血流量增加,并较给药前明显改善。INSURE 组在给药后 5 分钟,上述三项指标恢复至与 LISA 两组一致的基线水平。肺组织及脑组织病理分析显示,三组均未出现严重的组织损伤。该研究表明,PS 治疗过程中会有一过性脑血流减少,脑氧合下降,LISA 无创的给药方式可以更快恢复脑血流的供应。Bertini 对比分析了 10 例 LISA 和 10 例 INSURE 方法给予 PS 治疗早产儿 NRDS 过程中脑组织氧合及脑血流的变化情况。研究中分别在 PS 给药前 30 分钟,给药过程中,给药 30 分钟、60 分钟及 120 分钟给予近红外光谱监测,比较两组脑 rSO_2 和 cFTOE 变化,并同步测量大脑前动脉血流速度变化。结果显示,LISA 组在给药中及给药后 120 分钟,脑 rSO_2 较 INSURE 组明显降低,给药时,给药后 60 分钟及 120 分钟 cFTOE 较 INSURE 组明显增高。两组脑血流速度没有明显变化。由此提示,NRDS 早产儿及时补充 PS,改善肺顺应性,可有效改善脑组织供氧。给药过程中会出现一定程度的脑组织氧合下降,但会很快恢复。不同的给药方式对脑氧代谢的影响不同,INSURE 技术较 LISA 技术能更快地改善脑组织氧合状况。

29 周,1 160g,G_5P_1,因胎膜早破 2 小时,剖宫产。生后出现进行性呼吸困难,胸片提示 RDS Ⅲ期(图 3-4-2),同期 NIRS 监测,TOI 59%~60%,略偏低,提示脑组织轻度缺氧状态。

五、早产儿通气功能及通气方式改变对脑氧代谢的影响

早产儿肺组织及呼吸功能发育不完善,各种疾病影响易出现通气功能障碍,常需要呼吸机辅助通气。不同的通气方式可以影响全身血流变化,从而

影响脑氧合状况。Erdoğan 探讨了 PCO_2 与脑氧合状态的关系。当 PCO_2 大于 45mmHg 以上,脑 rSO_2 达 80% 以上时,提示脑血管扩张,脑血流量增加,易出现再灌注脑损伤。高频振荡通气(high-frequency oscillatory ventilation,HFOV)与常频机械通气(conventional positive pressure ventilation,CMV)是早产儿常用的两种机械通气方式。Schlösser 等以 18 例病情相对平稳的新生儿为研究对象,观察了由 HFOV 改为 CMV 过程中对脑氧合状况及脑血流的影响。结果显示,两种通气方式,脑血流速度无明显变化,均维持稳定。近红外技术监测发现,改为 CMV 通气模式 15 分钟后,11 例患儿脑组织氧合血红蛋白及还原血红蛋白数值变化不大,维持稳定。5 例患儿 PCO_2 低于 35mmHg,出现了低碳酸血症,同期脑组织氧合血红蛋白明显降低。2 例患儿 PCO_2 高于 45mmHg,出现了高碳酸血症,同期脑组织氧合血红蛋白明显增高。由此提示,血中 PCO_2 的变化更易导致脑血管扩张及舒缩,出现脑氧合状况变化,易导致脑损伤。而机械通气模式的变化,只要选择合适,参数设置合适,能维持血气正常范围内,则对脑组织氧合状况及脑血流状况影响甚微。

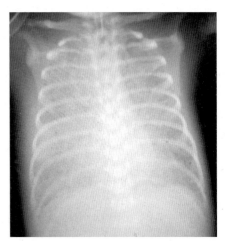

图 3-4-2　RDS 胸片Ⅲ~Ⅳ期

六、早产儿袋鼠式护理时脑氧代谢的变化

袋鼠式护理(kangaroo mother care,KMC),是指早产儿的母(父)亲,以类似袋鼠、无尾熊等有袋动物照顾幼儿的方式,将早产儿直立式地贴在母(父)亲的胸口,提供他(她)所需的温暖及安全感。目前在 NICU 中广泛应用。大量研究显示,KMC 有助于早产儿睡眠发育,喂养量增加,并可有效缩短呼吸机使用时间,缩短住院时间,对早产儿的生长发育有着积极的作用。但是否能促进早产儿神经发育研究尚少。我院利用近红外光谱技术及超声多普勒技术,通过监测早产儿 KMC 过程中脑氧代谢情况,评价 KMC 对神经发育是否有促进作用。研究中心选取矫正胎龄 32~34 周病情稳定、无脑损伤、未吸氧早产儿,给予 KMC 每天 1 小时,每人 5 天。分别在 KMC 前 30 分钟、KMC 过程中、KMC 结束后 30 分钟内,利用近红外组织测氧仪监测脑组织氧饱和度

(rSO$_2$)、组织中血红蛋白的变化量(ΔC$_{tHb}$)、氧合血红蛋白的变化量(ΔC$_{HbO_2}$)、还原血红蛋白的变化量(ΔC$_{Hb}$)及局部组织血红蛋白浓度指数(THI),组间比较 3 个时间点各参数的变化。初步研究共 10 例患儿,男 5 例,女 5 例,出生胎龄(30.38 ± 1.92)周,矫正胎龄(34.75 ± 1.49)周,出生体重(1 318.75 ± 323.17)g,共 30 例次 KMC。测得 KMC 前、中、后脑:rSO$_2$ 分别为(63.28 ± 2.87)%,(65.24 ± 3.24)%,(64.16 ± 2.22)%,$P<0.05$ 脑组织氧饱和度有所升高。ΔC$_{tHb}$ 分别为(2.23 ± 8.79)μmol/L,(7.07 ± 14.46)μmol/L,(12.85 ± 11.96)μmol/L,$P<0.01$,总血红蛋白含量明显增加。ΔC$_{HbO_2}$ 分别为(0.64 ± 8.45)μmol/L,(5.50 ± 10.58)μmol/L,(11.31 ± 16.12)μmol/L,$P<0.01$,氧合血红蛋白含量明显增加。ΔC$_{Hb}$ 分别为(1.43 ± 5.75)μmol/L,(1.17 ± 5.93)μmol/L,(1.34 ± 9.39)μmol/L,$P>0.05$,还原血红蛋白未见明显变化。THI 在 KMC 前、中、后分别为 0.26 ± 0.39,0.51 ± 0.47,0.62 ± 0.41,$P<0.05$,局部脑组织血容积明显增加。提示 KMC 作为有效刺激,可导致脑皮层兴奋,由于神经 - 血管耦联作用,可促进早产儿局部脑血管扩张,局部脑组织血流量增加,含氧血红蛋白量增加。利于早产儿脑细胞的供氧和发育。

七、未来展望

近红外光谱技术在早产儿脑氧代谢与脑血流状况监测中应用渐渐广泛。未来可进一步应用该技术,与临床结合,评估早产儿脑氧代谢异常的程度和持续时间与脑损伤程度的关系。加强临床随访,评估早期脑组织氧合状况与早产儿远期预后的关系。还可与脑电图等脑电生理技术相结合,全面评估脑功能状态。与脑影像学结合全面评估脑损伤及远期预后。上述发展可为 NIRS 在早产儿领域应用开辟更加广阔的空间。

(刘云峰)

参考文献

[1] TINA LG, FRIGIOLA A, ABELLA R, et al. Near infrared spectroscopy in healthy preterm and term newborns: correlation with gestational age and standard monitoring parameters. Curr Neurovasc Res, 2009, 6 (3): 148-154.

[2] ALDERLIESTEN T, DIX L, BAERTS W, et al. Reference values of regional cerebral oxygen saturation during the first 3 days of life in preterm neonates. Pediatr Res, 2016, 79 (1-1): 55-64.

[3] COHEN E, BAERTS W, ALDERLIESTEN T. et al. Growth restriction and gender influ-

ence cerebral oxygenation in preterm neonates. Arch Dis Child Fetal Neonatal Ed, 2016, 101 (2): 156-161.

［4］ COHEN E, DIX L, BAERTS W, et al. Reduction in Cerebral Oxygenation due to Patent Ductus Arteriosus Is Pronounced in Small-for-Gestational-Age Neonates. Neonatology, 2017, 111 (2): 126-132.

［5］ 周丛乐, 刘云峰, 张家洁, 等. 新生儿局部脑组织氧检测的多中心研究. 中华儿科杂志, 2009, 47 (7): 517-522.

［6］ PATEL J, ROBERTS I, AZZOPARDI D, et al. Randomized double-blind controlled trial comparing the effects of ibuprofen with indomethacin on cerebral hemodynamics in preterm infants with patent ductus arteriosus. Pediatr. Res, 2000, 47: 36-42.

［7］ ZARAMELLA P, FREATO F, QUARESIMA V, et al. Surgical closure of patent ductus arteriosus reduces the cerebral tissue oxygenation index in preterm infants: a nearinfrared spectroscopy and Doppler study. Pediatr Int, 2006, 48: 305-312.

［8］ VERHAGEN EA, VAN BRAECKEL KN, VAN DERVEERE CN, et al. Cerebral oxygenation is associated with neurodevelopmental outcome of preterm children at age 2 to 3 years. Dev. Med. Child. Neurol, 2015, 57: 449-455.

［9］ LEMMERS PM, BENDERS MJ, ASCENZO R, et al. Patent Ductus Arteriosus and Brain Volume. Pediatrics, 2016, 137 (4): e20153090.

［10］ BINDER-HESCHL C, URLESBERGER B, SCHWABERGER B, et al. Borderline hypotension: how does it influence cerebral regional tissue oxygenation in preterm infants？ J Matern Fetal Neonatal Med, 2016, 29 (14): 2341-2346.

［11］ MUNRO MJ, WALKER AM, BARFIELD CP. Hypotensive extremely low birth weight infants have reduced cerebral blood flow. Pediatrics, 2004, 114 (6): 1591-1596.

［12］ ALDERLIESTEN T, LEMMERS PM, SMARIUS JJ, et al. Cerebral oxygenation, extraction, and autoregulation in very preterm infants who develop peri-intraventricular hemorrhage. J Pediatr, 2013, 162 (4): 698-704.

［13］ NOORI S, MCCOY M, ANDERSON MP, et al. Changes in cardiac function and cerebral blood flow in relation to peri/intraventricular hemorrhage in extremely preterm infants. J Pediatr, 2014, 164: 264-70. e1-3.

［14］ HANKE K, RAUSCH TK, PAUL P, et al. The effect of less invasive surfactant administration on cerebral oxygenation in preterm infants. Acta Paediatr, 2020, 109 (2): 291-299.

［15］ REY-SANTANO C, MIELGO VE, GOMEZ-SOLAETXE MA, et al. cCerebral oxygenation associated with INSURE versus LISA procedures in surfactant-deficient newborn piglet RDS model. Pediatr Pulmonol, c2019, 54 (5): 644-654.

［16］ BERTINI G, COVIELLO C, GOZZINI E, et al. Change of Cerebral Oxygenation during Surfactant Treatment in Preterm Infants: "LISA"versus "InSurE" Procedures. Neuropediatrics, 2017, 48 (2): 98-103.

［17］ ERDOĞAN S, OTO A, BOŞNAK M, et al. Reliability of cerebral oximeter in non-invasive diagnosis and follow-up of hypercapnia. Turk J Pediatr, 2016, 58 (4): 389-394.

[18] SCHLÖSSER RL, VOIGT B, VON LOEWENICH V, et al. Cerebral perfusion in newborn infants treated with high-frequency oscillation ventilation. Klin Padiatr, 2000, 212 (6): 308-311.

第五节　在新生儿缺氧缺血性脑病及亚低温治疗过程中的应用

尽管对新生儿缺氧缺血性脑病（hypoxic-ischemic encephalopathy，HIE）的病理生理学的认识不断深入，新生儿重症监护技术也不断提高，但 HIE 的死亡率和长期神经残疾的发生率依然较高。

HIE 的治疗除了维持脏器功能和对症处理外，现阶段推荐采用亚低温治疗。亚低温治疗已成为胎龄>36 周 HIE 新生儿的标准治疗，能改善中、重度 HIE 患儿的预后。但由于 HIE 发病机制复杂，以及亚低温治疗实施的临床环境多样性，即使采用标准的亚低温治疗方式有差异，中、重度 HIE 亚低温治疗患儿的死亡或神经发育障碍的比例依然比较高（45%~55%）。最近，美国国立儿童健康与人类发育研究所新生儿研究网络的数据显示，亚低温治疗的中、重度 HIE 患儿的死亡或致残率为 29%。其中的深层原因需要进一步探讨。如何改善亚低温治疗的流程，规避亚低温治疗的副作用，尤其是亚低温对全身和脑血流动力学的影响及其临床监测——近红外光谱（NIRS）技术，将成为改善亚低温治疗效果的新课题。

一、新生儿窒息、HIE 的血流动力学紊乱

HIE 发病过程的中心环节是缺氧和因脑自主调节功能受损/丧失所致的脑血流紊乱。窒息新生儿脑组织要经历最初的低灌注和随后的再灌注过程。低灌注阶段对脑损伤的影响取决于缺氧缺血的类型——急性严重缺氧还是持续慢性缺氧，决定了脑损伤的病理类型和损伤程度。而再灌注阶段，最主要的脑血流动力学改变是脑血流自主调节功能受损、血管反应性受损和"脑充血"状态。脑血流灌注量与血压之间呈线性关系，即"压力被动性血流"，随着血压变化可能加重缺血或充血。已有研究利用多普勒超声或 NIRS 等观察到 HIE 新生儿存在持续的脑充血现象，且脑血流量（CBF）升高和血管阻力下降的程

度与 HIE 的程度和远期神经障碍风险相关。但目前尚不清楚这种高灌注与脑损伤严重程度之间的因果关系。轻、中度 HIE 患儿于生后 3~4 天脑血流动力学逐渐恢复，而重度患儿恢复较慢，甚至进一步恶化。

HIE 患儿除了经历脑部的最初的低灌注和随后的再灌注损伤外，还要受窒息对心血管系统的影响，主要表现为心肌受损、心肌收缩力下降和心动过缓，进一步加重全身和器官血流（包括脑血流）紊乱。以及由于严重缺氧导致的肺动脉高压，引起心输出量和全身灌注进一步减少。此外，由于新生儿肾上腺功能不成熟，缺氧缺血后容易发生功能不全，导致血管张力的调节能力下降，进一步加重缺血性脑损伤。而且，亚低温治疗阶段和随后的复温过程也会影响脑血流及其自主调节功能和脑内血流分布，从而可能加重再灌注损伤。

因此在现阶段，中度、重度 HIE 的诊疗过程需要一种无创、床旁、可连续监测脑血流动力学的监测技术，目前认为比较理想的方法是 NIRS。同时还需要超声多普勒技术监测心功能、心输出量和肺动脉压力等，在神经重症监护单元内整合相关资源对 HIE 病情程度、治疗措施[如亚低温和药物应用（如血管活性药物）]进行动态评估和精准调节，改善治疗效果。

二、亚低温对心血管和脑血流动力学的影响

目前，已有很多动物模型研究探讨了亚低温的神经保护机制，但亚低温对其他器官系统影响的研究相对较少。

1. 亚低温对心血管系统的影响　动物模型和人体研究显示，亚低温对心脏的保护作用与对中枢神经系统的作用类似，亚低温治疗时新生仔猪和人类新生儿的肌钙蛋白 I 水平降低。与常温仔猪对照组相比，缺氧后即刻开始亚低温治疗使得缺血性心脏损害减少 50%。亚低温可导致窦性心动过缓，心率可降低 14~45 次 /min，其中 <5% 的患儿心率低于 80 次 /min，在新生儿中未发现心房颤动和室性心律失常。心动过缓的主要原因是低体温时窦房结舒张复极减慢和交感自主神经系统对心率的影响减弱。窦性心动过缓可能带来一系列问题，如窦性心动过缓是否为一种适应低体温的代偿机制，对血压和脑灌注是否有影响，是否需要药物干预，以及干预阈值是多少。新生儿此类研究较少，但对院外发生心搏骤停的成年患者进行亚低温治疗的研究发现，治疗过程中静息性心动过缓与死亡率降低和神经功能预后的改善有关。这种联系的具体机制尚不清楚，可能有一定的因果关系。

研究发现,中、重度 HIE 新生儿亚低温治疗开始后心率降低,导致左心室输出量(left ventricular cardiac output,LVCO)降低 60%~70%,而此时的上腔静脉血流量(代表脑血流量)维持在正常 [(88 ± 27)ml/(kg·min)],而在脑损伤明显的病例上腔静脉血流量增加。进一步研究证实,在亚低温治疗时 LVCO、降主动脉血流量(descending aortic blood flow,DABF)、DABF/LVCO 明显下降,尿量(代表肾灌注)减少,而 LVCO-DABF(代表心、脑血流量)血流量维持不变。DABF/LVCO 升高(>55%)者颅脑 MRI 表现出缺氧缺血病变的风险显著增高。以上 2 个研究说明,HIE 患儿全身亚低温治疗时会发生体 - 脑血流重新分布现象,弥补了因心动过缓导致 LVCO 减少对脑灌注的影响。同时也在一定程度上反映了脑血管自主调节能力的损伤程度,以及在亚低温治疗时监测上腔静脉血流量和 DABF/LVCO 指标的重要性。这些指标明显升高,提示脑血管自主调节功能损伤严重,发生脑损伤的风险增大,这部分患儿的亚低温脑保护作用可能不明显。

亚低温治疗时机体代谢活性进一步降低,所以尽管心输出量较低,也能满足窒息新生儿的代谢需要。没有心血管并发症的情况下,单纯亚低温治疗不会增加低血压的风险,大多数新生儿在亚低温治疗时血管收缩,最终结果是血压正常或轻微升高。研究也证实,亚低温组低血压发生率、需要血管活性药物支持或容量复苏的比例与正常温度组比较差异无统计学意义。但有明显心肌损伤证据时发生低血压的风险增加。因此,在无心肌受损且血压正常情况下,亚低温所引起的窦性心动过缓不需要特殊处理;如果此时使用增加心率的心血管治疗措施可能增加代谢需求和细胞死亡的风险。

中、重度 HIE 患儿,尤其是合并胎粪吸入综合征或脓毒症者,发生持续性肺动脉高压的比例较高(22%),持续性肺动脉高压是影响 HIE 严重程度和预后的重要因素。那么亚低温治疗是否会加重持续性肺动脉高压?早期对成年动物的研究表明,亚低温会增加肺血管阻力。1~3 日龄的新生羔羊模型,体温从 40℃降至 30℃,肺动脉压可从 29mmHg(1mmHg=0.133kPa)升高到40mmHg。然而,一项纳入 4 项主要临床试验、614 例婴儿的荟萃分析显示,中、重度 HIE 患儿亚低温治疗时持续性肺动脉高压的发生风险并未增加。因此推测,亚低温治疗(33.5℃)仅是导致 HIE 新生儿轻度肺血管收缩。

2. **亚低温对脑血流动力学的影响**　亚低温对脑血流的影响主要表现在改善脑血管自主调节功能,使血流紊乱趋于平稳,减少再灌注和脑充血。在成人脑梗死患者,亚低温诱导阶段 CBF 迅速下降,在随后的治疗过程中有所恢复。中、重度 HIE 新生儿在亚低温治疗 24 小时后至复温前,大脑前动脉的阻力指数下降程度减少,提示血管麻痹状态改善。但亚低温的这种保护作用并非对所有 HIE 病例有效。研究发现,中、重度 HIE 新生儿接受亚低温治疗后,如果上腔静脉血流量(代表 CBF)与治疗前相比进行性上升,其脑损伤在 MRI 的表现结果较重;而 CBF 进一步下降的新生儿,其 MRI 表现相对正常。利用 NIRS 进行监测的研究同样发现,在亚低温治疗时 CBF 和脑组织氧饱和度(rSO_2)维持正常者预后相对较好。但这种现象的具体机制尚不清楚,为了改善亚低温治疗效果有必要对此进行深入研究。高灌注和相关的高氧可能是继发性损伤的决定性因素。因此,确定理想的脑血流,以优化氧和营养物质的输送,并将再灌注损伤的风险降到最低,是 HIE 早期治疗最重要的目标。理想的策略应考虑到高灌注、低灌注或两者之间转换的危害性,使动脉血压和心排出量处于最佳范围,以最大限度地减少脑灌注中的有害血流形式。

三、复温过程对全身及脑血流动力学的影响

虽然目前公开发表的证据很少,但基本认为复温过程可能会导致血流动力学发生波动,影响治疗效果和临床结局。复温过程心率恢复正常,肺血管阻力下降,增加心输出量和收缩压,同时全身血管阻力和舒张压降低,最终综合的结果是体循环平均动脉压维持不变或轻度降低。对 9 例接受诱导性亚低温治疗窒息新生儿的病例分析发现,降温期间血压平均升高 10mmHg,复温期间血压下降 8mmHg。研究显示,有不良结局的 HIE 患儿在亚低温期间,心输出量重新分配到大脑的模式,在复温期间保持一致。这些变化可能对需要心血管药物支持的患儿影响更明显,由于温度的变化会影响药物的分布、代谢和清除量,分布量大的药物是从隔离的组织中动员出来的,在复温过程中可能会"夸大"药物的效果。在复温期间脑血流动力学发生波动还体现在脑室内出血发生比例增加(9%)。因此,复温阶段对中枢神经系统来说是一个特别脆弱的时期,此时应该避免脑血流的较大波动。可能在整个复温期间需要重新调整心血管药物,为了避免医源性高血压和脑血流过度波动,应该适当下调血管活性药物的剂量。复温过程中需要仔细监测全身和脑血流动力学,包括利用多普勒超声和 NIRS;对于那些需要较大剂量心血管药物支持的新生儿,复温过程应该更缓慢一些,可能有助于实现脑血流动力学更可控的变化。总之,复温过程中血流动力学的变化需要进一步的研究。

四、NIRS 在 HIE 诊疗中的应用

目前,临床上可用于 HIE 诊断、判断严重程度及预测远期预后的评估方法有神经系统症状和体征评估、振幅整合脑电图(aEEG)、神经生化标记物、脑超声及多普勒血流及 MRI 检查等。这些评估方法预测价值可能受到镇静药物或亚低温治疗的影响,或不能用来连续监测。尽管 MRI 的价值似乎不受亚低温的影响,但在 HIE 急性期亚低温治疗期间行 MRI 有较多的限制和不便。

目前的 NIRS 设备可以无创、连续、可床旁监测脑血流动力学和脑氧合状况,基本原理是利用近红外光谱分析技术定量检测组织中氧合血红蛋白和脱氧血红蛋白的含量,以及在一定时间内的变化趋势,反映组织血流灌注量和氧合状态。

常用监测指标:

(1)脑组织氧合指数(TOI)或 rSO_2 :rSO_2= 氧合血红蛋白 /(氧合血红蛋白 + 脱氧血红蛋白),可用来评估脑组织血氧合状态的变化,反映的是局部脑组织的小动脉 - 毛细血管 - 小静脉混合氧饱和度。在氧疗时或脑血流灌注增加时 rSO_2 升高;在缺氧或脑血流灌注不良时 rSO_2 下降。rSO_2 过度升高或下降均代表氧合状态受损。

(2)脑组织氧摄取分数(FTOE):FTOE=$(SaO_2–rSO_2)/SaO_2$,代表氧输送和氧消耗之间的平衡。在脑灌注正常情况下,组织细胞代谢活跃时 FTOE 上升,细胞受损、代谢低下时 FTOE 下降,脑血流低灌注或再灌注也对该指标有影响,要结合具体情况进行分析。

目前 NIRS 在 HIE 的发病和进展过程的临床应用有以下几个方面。

(一)用于产程中胎儿窘迫的监测

有研究设计了专用传感器,在胎膜破裂之后当宫颈扩张时将传感器置于胎头的先露部,初步结果表明,在子宫收缩的情况下,脑中氧合血红蛋白和脱氧血红蛋白的含量以及由此产生的总血红蛋白的含量都会降低,表明在宫缩时胎儿 CBF 下降。当胎心晚期减速时,出现不同现象,即氧合血红蛋白下降,脱氧血红蛋白增加,表示脑组织血红蛋白氧去饱和状态,提示在胎心减速时氧输送减少。另外一个研究纳入 14 例足月分娩期间接受硬膜外镇痛的妇女,结果发现仰卧位与平均脑氧合血红蛋白浓度下降有关,使平均脑氧饱和度下降8.3%,反映了子宫血流量的减少,可能仰卧位时妊娠子宫压迫母体腹主动脉,导致胎儿低氧血症。

（二）在 HIE 亚低温治疗时代以前，NIRS 用于评估脑血流动力学的价值

1. 评估脑血管自主调节功能，及时发现再灌注和脑充血，协助判断病情和预测远期预后　1998 年一项研究利用 NIR1000/NIRO 500 观察 27 例中、重度 HIE 新生儿的 CBF、脑血容量（CBV）和 CBV 对动脉二氧化碳分压（$PaCO_2$）的反应性（cerebral blood volume response，CBVR），发现中、重度 HIE 患儿在出生第 1 天 CBF 和 CBV 均升高，CBVR 下降，71% 的中、重度 HIE 患儿的 CBVR 低于正常 95% 置信区间下限。提示脑血管自主调节功能失调、对 CO_2 变化的反应性减弱和脑血流再灌注状态。CBV 超过正常范围之外对死亡或残疾有较好的预测价值，灵敏度为 86%。这个结果得到了其他方法的验证，采用多普勒血流测定的研究发现，中、重度 HIE 患儿在病程 24 小时左右收缩期峰值流速和舒张期谷流速明显增高、阻力指数下降，与上述研究类似。即使在亚低温治疗的情况下，NIRS 测得 rSO_2 与脉冲动脉自旋标记 MRI（pulsed arterial spin labeling-MRI）测得的脑灌注有较好的相关性。

2. 用 NIRS 间接评估脑细胞继发性能量衰竭，预测预后　2006 年一项研究在足月新生儿重度窒息（$n=18$）后 6~48 小时行 NIRS，监测 rSO_2 和 FTOE，同时监测 aEEG、动脉血氧饱和度（SaO_2）和血压，计算 $FTOE=(SaO_2-rSO_2)/SaO_2$。采用逐步回归模型研究 rSO_2、FTOE、aEEG 对发育结局的影响，结果显示窒息后 6~48 小时 rSO_2 和 FTOE 保持稳定者，神经系统发育正常。而 24 小时（12~48 小时）后如果 rSO_2 升高，从 65% 升至 84%；FTOE 降低，从 0.32 降至 0.12，说明脑细胞出现严重损伤，组织氧的利用能力下降。rSO_2 和 FTOE 异常出现的时间点与继发性能量衰竭发生的时间点重合，似乎在一定程度上反映了脑细胞的氧摄取能力下降、继发性能量衰竭，这部分患儿的最终结局不良。

（三）HIE 亚低温治疗及复温时 NIRS 的应用价值

由于不同的干预措施，如亚低温治疗影响全身及脑部的血流动力学，导致多普勒血流指标——阻力指数在急性期的预测价值下降；镇静药抑制脑电活动，影响 aEEG 的预测价值。那么在亚低温治疗情况下，NIRS 是否还有应用价值，在什么时间点检测，使用单一指标还是多个指标组合更有意义，脑损伤的 rSO_2 阈值是多少？针对上述问题，许多研究进行了相关探索。

一项研究利用 NIRS 监测 12 例选择性头部亚低温治疗的足月中、重 HIE 新生儿，监测时间从入院至亚低温结束，不良结局定义为死亡、脑性瘫痪或 Griffiths 量表总商<88.7。结果显示：在亚低温治疗后 6、12、24 小时，脑组织氧合指数高于正常新生儿（6 小时：80.0% ± 10.5% 与 66.9% ± 7.0%，$P=0.057$；

12 小 时:79.7%±9.4% 与 67.1%±7.9%,P=0.034;24 小 时:80.2%±8.8% 与 71.6%±5.9%,P=0.069),提示预后不良;而 aEEG 背景模式的预测价值下降,脑损伤阈值脑组织氧合指数(TOI)≥80%。之后的研究也有类似发现。该研究发现,在亚低温治疗的最初 10 小时内,rSO_2>75.5% 的患儿有神经系统损伤风险,灵敏度为 100%(95% CI 70%-100%),特异度为 83%(95% CI 36%-99%)。说明在亚低温环境下,可以利用 NIRS(采用单一指标——TOI 或 rSO_2)测定脑组织的氧合量变化,反映脑组织的氧利用能力,间接反映脑组织损伤程度。换言之,即使在亚低温条件下,血流紊乱依然不改善者,提示预后不良。2017 年一项研究分析 NIRS 的 2 个指标(rSO_2 明显升高、rSO_2 变化趋势即升高率)联合脑损伤的急性期标志(生后 1~2 周 MRI 显示病理损伤)对远期预后(18~24 个月 Bayley 量表评估)的影响,发现在亚低温治疗开始后 24~36 小时之间 rSO_2 绝对值升高者 MRI 显示脑组织异常的比例增加,rSO_2 的升高率越高,异常 MRI 评分越高;24 小时后的 rSO_2 值越高,Bayley 量表评分结果越差。该研究的意义在于利用 rSO_2 变化趋势这个参数较好地反映了病情的变化趋势,以及判断亚低温治疗逆转血流紊乱和改善细胞利用氧的能力。在该研究中,有 MRI 异常的脑损伤者 rSO_2>80%。2019 年有研究对 23 例亚低温治疗的中、重度 HIE 新生儿进行 NIRS 监测,这项研究与以往研究的不同点在于:①观察时间点延长至复温后;②除了观察 rSO_2 的极高值外,还观察极低值;③校正其他影响 rSO_2 的干扰因素。主要观察不同时期的 rSO_2 的变化趋势或变异率、三个范围(<55%、55%~90% 和>90%)所占比重,结果表明重度 HIE 在亚低温开始最初 48 小时的极端范围(<55% 和>90%)的 rSO_2 比重更高(P<0.05)。从 rSO_2 值的变异趋势来看,重度 HIE 患儿的变异性≤5%(OR=2.6,95% CI 0.18-5.09,P=0.033)。校正血红蛋白浓度与 $PaCO_2$ 后,重度 HIE 患儿 rSO_2 值>90% 的发生率较高(OR=7.91,95% CI 2.93-21.28,P<0.001)。只有在 24~48 小时时间段内 rSO_2 异常与脑损伤显著相关(OR=17.88,95% CI 2.92-109.26,P<0.001)。最终证实,在 HIE 急性期使用分类的 rSO_2 值(>90%)和低变异性(≤5%),能够检出严重脑损害的患儿,以判断进一步面临神经残疾的风险。

　　但也有研究得出不同结果。2013 年一项研究就认为,在亚低温治疗的复温前和复温后,rSO_2 不能预测脑损伤的近期预后。该研究的监测指标是脑部 rSO_2 和躯体 rSO_2,并且计算其变异情况,监测时间点为复温前 6 小时及复温后 6 小时,同时监测 aEEG。采用多元回顾分析这些指标对近期预后(即 7~10 天时的 MRI 结果和神经系统检查)的影像。结果显示 rSO_2 对近期预后没有影响。此后还有其他研究认为在亚低温治疗的 HIE 患儿单独使用 NIRS 对预测预后价值不大。2017 年一项研究纳入亚低温治疗的中度 HIE 新生儿,在亚低温治疗 18~60 小时,发现单独用 NIRS 指标(rSO_2、cFTOE)无法预测 HIE 的损伤程度(MRI 评分),整个研究期间 MRI 正常组和 MRI 异常组之间的 rSO_2 和 FTOE 差异无统计学意义(rSO_2 : 75.4 ± 7.9 与 77.5 ± 7.3 ;FTOE:0.21 ± 0.90 与 0.18 ± 0.08)。以上研究结果差异较大,可能有以下几方面原因:①各研究使用的 NIRS 传感器不用造成研究结果不同。同样的亚低温治疗新生儿,有些仪器的新生儿传感器测得的 rSO_2 比小型成人型传感器高出 10%。因此,使用的不同公司生产的装置的差异、血氧传感器的类型和定位、NIRS 监测的持续时间以及用于评估结果的标准不同(损伤阈值),可能会得出不同结果。②不同的研究 HIE 程度不同、NIRS 监测时间点和持续时间不一、评价预后的时间节点不同。HIE 程度有差异性,在研究对象中有的研究只关注中度 HIE,而其他研究均包含中、重度 HIE;部分研究仅观察低温期,部分研究观察低温期加复温期;有的研究只有复温前和后 6 小时两个时间点。评价预后的节点不同,有些研究只是观察与近期 MRI 改变的关系,更多研究是判断远期预后。因此得出不同结果。③脑血流动力学和氧合可受其他因素影响,如血压、pH 值、动脉氧浓度、SaO_2、PCO_2、乳酸、血糖、温度和血红蛋白浓度等。由于各研究的样本量均偏小,难以对各种影响因素进行校正后进行比较,因此也有可能得出不同结果。

由上述分析可知:① NIRS 对 HIE 病情判断和预测预后有价值;②最佳时间点应该在亚低温治疗开始后 24~48 小时;③脑损伤阈值,rSO_2 明显高值,多数研究认为 >80% 有临床意义;④ rSO_2 的变化趋势异常,对病情判断可能有一定意义,但结果有矛盾,需要进一步验证。从现有研究数据来看,依然没有解决以下问题:①如何设计合理的研究,利用 NIRS 和其他脑功能监护方法,判断"亚低温 + 其他药物"的疗效,以有助于治疗即使接受亚低温治疗依然存在血流动力学紊乱和细胞功能恢复不良者。②如何利用 NIRS 连续监测脑血流和脑氧合状态能力,并结合其他方法监测全身血流动力学,设计研究观察复温模式和调整复温期间血管活性药物的应用强度与血流动力学之间的关系,寻求血管活性药物的最佳剂量,帮助患儿平稳度过复温期。

(四) NIRS 技术的改进和应用展望

为了提高临床应用价值,如何改进 NIRS 预测近期损伤程度和远期预后的价值,已经有研究做了很好的尝试。①发展不同的数学模型 NIRS 技术,比如 TRS-NIRS 和 FD-NIRS 技术,发挥各自优势,提高仪器的监测灵敏度和提高抗干扰能力。②除了观察瞬时的 rSO_2 绝对值外,动态观察 NIRS 的趋势变化:2019 年一项研究将 NIRS 作为趋势监测器,发现随着时间的推移,数值的变化比瞬时值可能与 HIE 严重程度、MRI 异常率和远期预后更为相关, rSO_2 值的微小变化,特别是对于高值的变化,可能表示氧利用明显减少,预示脑损伤的程度严重。在亚低温期间和复温时同时监测脑组织和躯体 rSO_2 的变异率,发现变异率小也与近期预后不良相关。rSO_2 绝对值每增加 10%,中、重度脑 MRI 异常的 *OR* 值在 30 小时时最大。rSO_2 增加更快者 MRI 评分更高,MRI 评分为 0~1 的 rSO_2 增加速度为 0.2/h、2 分为 0.48/h、3 分为 0.68/h(P=0.05)。③采用双探头同时监测脑组织氧合和肾组织氧合,通过在背部肾区放置传感器测得的肾脏区域血氧饱和度值通常比脑血氧饱和度高 10%~15%,对系统血流动力学波动更敏感,能够更早预测疾病的发展。④采用多模态脑功能监护可提高预测准确性,联合 NIRS 和其他工具(如 aEEG)综合评估可提高预测价值。2017 年的研究发现,在亚低温开始 18~60 小时期间用(aEEG 背景模式 + 惊厥) × rSO_2 的模式预测预后的价值优于单用其中任意一个指标。

虽然国内进行过正常足月新生儿 rSO_2 参考值的多中心研究,但是目前国内外不同研究显示的脑损伤的阈值很不一致,从 <50% 到 >80% 或 >90%,并没有确定新生儿脑损伤的 rSO_2 阈值,因此应该开展更大样本的随机对照研究,确定在不同病理状况下脑 rSO_2 的损伤阈值和 rSO_2 的变化趋势,为新生儿神经重症监护提供可靠的循证依据。

(汤泽中)

参考文献

[1] JACOBS SE, BERG M, HUNT R, et al. Cooling for newborns with hypoxic ischaemic encephalopathy. Cochrane Database Syst Rev, 2013,(1): CD003311.

[2] SHANKARAN S, LAPTOOK AR, PAPPAS A, et al. Effect of depth and duration of cooling on deaths in the NICU among neonates with hypoxic ischemic encephalopathy: a randomized clinical trial. JAMA, 2014, 312 (24): 2629-2639.

[3] LIU X, TOOLEY J, LØBERG EM, et al. Immediate hypothermia reduces cardiac troponin Ⅰ after hypoxic-ischemic encephalopathy in newborn pigs. Pediatr Res, 2011, 70 (4): 352-356.

[4] ZHOU WH, CHENG GQ, SHAO XM, et al. Selective head cooling with mild systemic

hypothermia after neonatal hypoxic-ischemic encephalopathy: a multicenter randomized controlled trial in China. J Pediatr, 2010, 157 (3): 367-372.

[5] THOMSEN JH, NIELSEN N, HASSAGER C, et al. Bradycardia during targeted temperature management: An early marker of lower mortality and favorable neurologic outcome in comatose out-of-hospital cardiac arrest patients Crit Care Med, 2016, 44 (2): 308-318.

[6] HOCHWALD O, JABR M, OSIOVICH H, et al. Preferential cephalic redistribution of left ventricular cardiac output during therapeutic hypothermia for perinatal hypoxic-ischemic encephalopathy. J Pediatr, 2014, 164 (5): 999-1004.

[7] YOON JH, LEE EJ, YUM SK, et al. Impacts of therapeutic hypothermia on cardiovascular hemodynamics in newborns with hypoxic-ischemic encephalopathy: a case control study using echocardiography. J Matern Fetal Neonatal Med, 2018, 31 (16): 2175-2182.

[8] ZANELLI S, BUCK M, FAIRCHILD K. Physiologic and pharmacologic considerations for hypothermia therapy in neonates. J Perinatol, 2011, 31 (6): 377-386.

[9] NESTAAS E, SKRANES JH, STØYLEN A, et al. The myocardial function during and after whole-body therapeutic hypothermia for hypoxic-ischemic encephalopathy, a cohort study. Early Hum Dev, 2014, 90 (5): 247-252.

[10] LAKSHMINRUSIMHA S, SHANKARAN S, LAPTOOK A, et al. Pulmonary hypertension associated with hypoxic-ischemic encephalopathy-antecedent characteristics and comorbidities. J Pediatr, 2018, 196: 45-51.

[11] BENUMOF JL, WAHRENBROCK EA. Dependency of hypoxic pulmonary vasoconstriction on temperature. J Appl Physiol Respir Environ Exerc Physiol, 1977, 42 (1): 56-58.

[12] TOUBAS PL, HOF RP, HEYMANN MA, et al. Effects of hypothermia and rewarming on the neonatal circulation. Arch Fr Pediatr, 1978, 35 (10 Suppl): 84-92.

[13] KELLER E, STEINER T, FANDINO J, et al. Changes in cerebral blood flow and oxygen metabolism during moderate hypothermia in patients with severe middle cerebral artery infarction. Neurosurg Focus, 2000, 8 (5): e4.

[14] ELSTAD M, WHITELAW A, THORESEN M. Cerebral Resistance Index is less predictive in hypothermic encephalopathic newborns. Acta Paediatr, 2011, 100 (10): 1344-1349.

[15] KUMAGAI T, HIGUCHI R, HIGA A, et al. Correlation between echocardiographic superior vena cava flow and short-term outcome in infants with asphyxia. Early Hum Dev, 2013, 89 (5): 307-310.

[16] THORESEN M, WHITELAW A. Cardiovascular changes during mild therapeutic hypothermia and rewarming in infants with hypoxic-ischemic encephalopathy. Pediatrics, 2000, 106 (1 Pt 1): 92-99.

[17] AL YG, BOUDES E, TAN X, et al. Intraventricular hemorrhage in asphyxiated newborns treated with hypothermia: a look into incidence, timing and risk factors. BMC Pediatr, 2015, 15: 106.

[18] PEEBLES DM, EDWARDS AD, WYATT JS, et al. Changes in human fetal cerebral hemoglobin concentration and oxygenation during labor measured by near-infrared spec-

troscopy. Am J Obstet Gynecol, 1992, 166 (5): 1369-1373.

[19] ALDRICH CJ, D'ANTONA D, SPENCER JA, et al. The effect of maternal posture on fetal cerebral oxygenation during labour. Br J Obstet Gynaecol, 1995, 102 (1): 14-19.

[20] MEEK JH, ELWELL CE, MCCORMICK DC, et al. Abnormal cerebral haemodynamics in perinatally asphyxiated neonates related to outcome. Arch Dis Child Fetal Neonatal Ed, 1999, 81 (2): 110-115.

[21] WINTERMARK P, HANSEN A, WARFIELD SK, et al. Near-infrared spectroscopy versus magnetic resonance imaging to study brain perfusion in newborns with hypoxic-ischemic encephalopathy treated with hypothermia. Neuroimage, 2014, 85 (0 1): 287-293.

[22] TOET MC, LEMMERS PM, VAN SCHELVEN LJ, et al. Cerebral oxygenation and electrical activity after birth asphyxia: their relation to outcome. Pediatrics, 2006, 117 (2): 333-339.

[23] ANCORA G, MARANELLA E, GRANDI S, et al. Early predictors of short term neuro-developmental outcome in asphyxiated cooled infants. A combined brain amplitude integrated electroencephalography and near infrared spectroscopy study. Brain Dev, 2013, 35 (1): 26-31.

[24] PENG S, BOUDES E, TAN X, et al. Does near-infrared spectroscopy identify asphyxiated newborns at risk of developing brain injury during hypothermia treatment？ Am J Perinatol, 2015, 32 (6): 555-564.

[25] JAIN SV, PAGANO L, GILLAM-KRAKAUER M, et al. Cerebral regional oxygen saturation trends in infants with hypoxic-ischemic encephalopathy. Early Hum Dev, 2017, 113: 55-61.

[26] ARRIAGA-REDONDO M, ARNAEZ J, BENAVENTE-FERNÁNDEZ I, et al. Lack of variability in cerebral oximetry tendency in infants with severe hypoxic-ischemic encephalopathy under hypothermia. Ther Hypothermia Temp Manag, 2019, 9 (4): 243-250.

[27] SHELLHAAS RA, THELEN BJ, BAPURAJ JR, et al. Limited short-term prognostic utility of cerebral NIRS during neonatal therapeutic hypothermia. Neurology, 2013, 81 (3): 249-255.

[28] GOERAL K, URLESBERGER B, GIORDANO V, et al. Prediction of outcome in neonates with hypoxic-ischemic encephalopathy II: role of amplitude-integrated electro-encephalography and cerebral oxygen saturation measured by near-infrared spectroscopy. Neonatology, 2017, 112 (3): 193-202.

[29] ALDERLIESTEN T, DIX L, BAERTS W, et al. Reference values of regional cerebral oxygen saturation during the first 3 days of life in preterm neonates. Pediatr Res, 2016, 79 (1-1): 55-64.

[30] HOFFMAN GM, STUTH EA, JAQUISS RD, et al. Changes in cerebral and somatic oxygenation during stage 1 palliation of hypoplastic left heart syndrome using continuous regional cerebral perfusion. J Thorac Cardiovasc Surg, 2004, 127 (1): 223-233.

第六节　对新生儿出生前后脑氧变化的监测

新生儿出生时,经历了从胎儿娩出、脐带结扎至出生后宫内外环境的巨大变化,胎儿的呼吸、循环系统必须随着娩出进行相应的转变,以保证新生儿维持生命的需要。在此过程中,围产期各种因素造成的血压波动、血流改变、血管舒缩均可引起脑组织缺氧缺血性改变,导致脑损伤的发生。因此,了解新生儿出生前后的脑氧合和血流改变的生理情况,及时发现新生儿,甚至新生儿娩出前胎儿的脑氧合及血流动力学的异常改变,就能及时发现脑损伤,早期进行治疗或预防,可减少神经伤残的发生。

出生前的宫内状态对新生儿生后的健康状况有重要影响。其中胎儿窘迫是导致新生儿窒息、新生儿缺氧缺血性脑病,从而影响新生儿预后的最常见的原因。孕母疾病状态、胎盘、脐带、胎儿自身疾病和分娩过程中的产程异常会造成胎儿宫内缺氧。宫内慢性缺氧会导致胎儿生长受限,为了适应宫内缺氧状态,机体会出现代偿性的减少耗能、血流重新分布和携氧能力增强的现象,包括胎心率减慢、胎动减少、胎儿脑血流阻力减低、脐血流增加、胎儿生长超过胎盘生长和红细胞增多等,以保护重要脏器,主要是大脑。当缺氧进一步加重,机体失代偿状态,胎儿会出现呼吸性酸中毒和代谢性酸中毒,胎儿胎盘阻力增高,导致脐动脉舒张末期血流消失,会造成脑损伤,严重者引起胎儿胎动、胎心消失,甚至胎儿死亡。胎儿的宫内缺氧状态如能通过体外监护早期发现,对产科早期干预、治疗孕母原发病或选择合适的终止妊娠的时机,从而减轻甚至避免脑损伤,改善分娩新生儿的预后有非常重要的意义。目前临床主要采用胎心监护、羊水性状检测、胎儿头皮血气分析、胎儿脉搏血氧饱和度、胎儿超声生物物理评分和胎儿多普勒血流来评估胎儿宫内状态。其中胎心监护是越来越广泛的在各级助产医疗机构最普遍应用的检查手段。产时电子胎心监护的三级评价系统对新生儿的预后有很高的预测价值。Ⅰ类为正常胎心监护图形,分娩过程不需特殊干预,Ⅲ类为异常图形,预测胎儿正在或即将出现窒息、脑损伤,甚至胎死宫内,因此一旦出现需要立即分娩。介于两者之间的为Ⅱ类图形,需寻找原因,予以对因治疗和对症处理,如吸氧、改变体位等,密切监测变化。

如胎儿宫内窘迫延续到产后,就可能会发生新生儿窒息。新生儿窒息是指由于分娩过程中的各种原因使新生儿出生后不能建立正常呼吸,引起缺氧、酸中毒,严重时导致多脏器损害的病理状况。其中脑损伤最常表现为缺氧缺血性脑病和颅内出血。其病理改变在足月儿主要是皮层及皮层下白质坏死、分水岭区脑梗死、基底核区大理石样改变,在早产儿主要是脑室周围脑室内出血,是后期发生脑室旁白质软化的高危人群。既往采用 Apgar 评分作为窒息的分度标准,发生重度窒息,即 1 分钟 Apgar 评分 ≤ 3 分的新生儿,均留有神经系统后遗症。近年来研究得出共识,仅凭借 Apgar 评分对患儿缺氧状况进行评价及预后预测,主观性强评价不够准确,且受新生儿不同胎龄的生理状态等多因素影响,现阶段建议有条件的助产机构结合分娩时的脐动脉血气结果来联合诊断窒息。分娩时的脐动脉血气代表新生儿在产程中缺氧、酸中毒等变化的结局,可以客观反映缺氧的严重程度。目前认为脐血 pH<7.0 时预后不良,是发生缺氧缺血性脑病的高危因素。当新生儿窒息发生时,及时采取正确的复苏方式,可以减少新生儿伤残率和死亡率。复苏过程中应持续采用脉氧监护评价患儿的氧饱和度情况,在复苏结束后 6 小时内要尽快完成振幅整合脑电图检查以快速评价脑功能,明确患儿是否存在亚低温脑保护治疗的指征。所以新生儿生后的脑功能状态与其宫内胎儿期、分娩过程中和产时的状态密切相关,从孕期、产前、分娩过程和生后应用各种方法对脑功能进行评价,以早期发现存在缺氧的高危因素或早期脑损伤的证据,对积极干预、改善出生新生儿的预后非常重要。

1977 年,Jobsis 提出,近红外光能透过颅骨得到关于人脑氧合的信息。近红外光谱(NIRS)技术基于光与生物组织的相互作用,通过检测出射光相对于入射光的衰减,就可得到组织中 Hb 和 HbO_2 浓度相对各自初始值的变化量,以及组织氧饱和度(rSO_2)的绝对量,从而直接评价组织的氧合状况。目前,NIRS 已经成为检测脑组织血氧参数的有效方法,广泛应用于新生儿脑氧监测、手术过程脑氧监测、脑损伤的血氧监测、认知活动中的脑氧监测。对于新生儿出生前后脑氧的监测,也有一定的研究。

脑组织中含有大量微动脉、微静脉和毛细血管,脑 rSO_2 是各自血液血氧饱和度的加权平均;由于静脉血流速缓慢平稳,所以其在 rSO_2 中占主要地位(微静脉血约 60%~80%,微动脉血约 15%~20%,毛细血管约 5%)。

在脑 rSO_2 的临床应用中,比较困难之处是不同的近红外光谱仪监测到的脑 rSO_2 的参考范围并不一致。目前全球有多个课题组对新生儿出生即刻到生后 15 分钟左右脑 rSO_2 进行了监测：一是探讨从宫内到宫外，胎儿到新生儿出生后，脑 rSO_2 的变化规律；二是研究有围产期缺氧缺血高危因素的新生儿，其脑组织氧合与血流的改变与正常新生儿有何不同。

笔者所在课题组在 2006 年用 EGOS-600（中国）近红外光谱仪在出生即刻开始监测脑 rSO_2 变化。新生儿 78 例，其中正常对照 64 例，母亲合并妊娠高血压综合征（简称妊高征）14 例。监测均在新生儿出生后即刻进行，传感器贴在新生儿的前额上，光源和两个检测器的距离为 20mm 和 30mm。检测自出生后即刻开始，连续检测出生后 2~5 分钟的脑 rSO_2、ΔHbO_2 及 ΔHb。

结果发现新生儿出生后 2~5 分钟，从脐带结扎到呼吸的建立，脑组织氧饱和度 rSO_2 呈上升的趋势；出生后 5 分钟，脑 rSO_2 逐渐稳定至 59.9% 左右，5~15 分钟，脑 rSO_2 基本稳定，其数值接近文献报道的正常新生儿的 61%。母亲合并妊娠高血压综合征的新生儿出生后 2~5 分钟，脑 rSO_2 呈上升趋势，在出生后 5 分钟后稳定至 59.2% 左右，与正常足月儿规律一致，且无差异。

Berndt Urlesberger 等在 2011 年用 INVOS（美国）近红外光谱仪监测了新生儿出生即刻到 10 分钟脑 rSO_2 的变化，发现 3 分钟为 50%，5 分钟为 62%，7 分钟后趋于平稳，7~10 分钟波动于 76%~80%，剖宫产与经阴分娩无差异。Gerhard Pichler 等在 2013 年用 INVOS（美国）监测的结果为 2 分钟为 41%，5 分钟为 68%，10 分钟为 79%，15 分钟为 77% 左右。Nariae Baik 等在 2015 年用 NIRO 200NX（日本）监测的结果为 2 分钟为 56%，5 分钟为 66%，10 分钟为 75%，15 分钟为 73% 左右。Anna Tamussino 等在 2016 年用 INVOS（美国）监测的结果为 5 分钟为 70%，10 分钟为 79%，15 分钟为 78% 左右。

综上所述，比较了不同仪器在不同医院监测的结果，发现脑 rSO_2 在出生即刻至 15 分钟逐渐升高，大约在 5~10 分钟左右稳定，脑 rSO_2 波动于 60%~80% 之间，与目前临床使用的参考范围 55%~85% 基本一致。

有了 rSO_2 正常范围的参照，少部分研究对比了产房内需要呼吸支持的缺氧新生儿脑 rSO_2 是否与健康新生儿不同。Anna Tamussino 等发现出生后因围产期缺氧需要复苏的新生儿其脑 rSO_2 5 分钟为 53%，10 分钟为 65%，明显低于对照组的 70% 及 79%；到了 15 分钟恢复至 70% 左右，也低于对照组的 78%，但差异无统计学意义。Corinna Binder 等通过生后 15 分钟的连续监测发现需要呼吸支持的新生儿脑 rSO_2 持续低于正常新生儿，且生后 10 分钟内两者的数值始终存在显著差异。Gerhard Pichler 等在 2015 年分别在早产儿和足月儿的研究中发现，出生后的新生儿在目前现有监护基础上，加上脑组织氧饱和度的监测,能够指导临床及时复苏,避免脏器损伤,改善预后。

本课题组则从脑血流和脑灌注方面进行了研究。tHb 是指 Hb 和 HbO_2 之和,即 $tHb=Hb+HbO_2$。目前 NIRS 方法现无法得到 tHb 的绝对值,只能得到其变化量,也即 $\Delta tHb = \Delta Hb + \Delta HbO_2$。早在 1988 年,Delpy 等提出,$\Delta tHb$ 能代表组织中血流容积(CBV)的变化。HbD 是指 HbO_2 与 Hb 之差,即 $HbD=HbO_2-Hb$。目前尚无法测得 HbD 的绝对量,而只能得到其相对初始值的变化量 ΔHbD,即 $\Delta HbD = \Delta HbO_2 - \Delta Hb$。经推导有 $\Delta HbD=HbO_2-Hb-K$。K 决定于 HbO_2 和 Hb 的初始值(本底)。本仪器设置本底为零。此式可以看出当 HbO_2 增加(氧合血红蛋白灌注时),ΔHbD 增加代表脑组织的灌注情况。

新生猪的动物实验表明,当平均动脉压(MABP)下降导致脑血流量(CBF)下降时,通过放射性彩色微球实验检测到的 CBF 与同时由 NIRS 检测的 ΔHbD 相关性很好。同样,在早产儿的临床试验中发现,无创检测的 ΔHbD 与有创检测的 MABP 相关性好。目前临床认为,HbD 能够代表脑组织的灌注情况。

本课题组研究了足月新生儿出生后 5 分钟内 rSO_2、ΔtHb 及 ΔHbD 的变化,并与母妊高征新生儿进行了比较,研究发现母亲合并妊娠高血压的新生儿在出生后 5 分钟之内 ΔtHb($\Delta tHb = \Delta HbO_2 + \Delta Hb$),也就是脑血容量明显高于正常对照,差异有显著性,$P<0.05$。新生儿出生后 5 分钟之内其 ΔHbD($\Delta HbD = \Delta HbO_2 - \Delta Hb$),也就是脑灌注均在上升,但母合并妊高征的新生儿明显低于足月儿,差异有显著性,$P<0.05$。结果见表 3-6-1。

表 3-6-1　新生儿出生后 2~5 分钟的 rSO_2、ΔtHb 及 ΔHbD

时间	rSO_2(%)		ΔtHb($\times 10^{-3}$mmol/L)		ΔHbD($\times 10^{-3}$mmol/L)	
(min)	正常	母妊高征	正常	母妊高征	正常	母妊高征
2	39.4 ± 6.5	34.5 ± 8.3	1.32 ± 0.6	0.9 ± 0.3	4.77 ± 0.9	3.1 ± 0.76^a
3	45.9 ± 7.4	41.3 ± 7.9	1.66 ± 0.6	3.95 ± 1.2^a	18.1 ± 1.6	6.1 ± 1^a
4	51.4 ± 6.8	53.9 ± 8.8	1.3 ± 0.4	7 ± 2.6^a	29.5 ± 1.3	17.5 ± 1.1^a
5	59.9 ± 7	59.2 ± 6.8	1.1 ± 0.5	7.5 ± 3.2^a	32 ± 1.8	20 ± 3^a

注:a 与对正常组相比,$P<0.05$。

新生儿出生时,从子宫过渡到子宫外环境,脐带循环中断,失去胎盘的气体交换功能,因此新生儿的呼吸循环系统进行了相应的转变,通过自身的呼吸系统进行气体交换,维持生命的需要。新生儿出生后,在各种刺激的作用下,开始呼吸啼哭,10~60 秒内出现规则呼吸,随着呼吸的建立,脑组织氧合从宫内相对缺氧的状态到出生后有效呼吸循环建立后的正常氧合转变。新生儿出生后 5~10 分钟,脑组织 rSO$_2$ 稳定在 60%~80% 之间,说明新生儿随着呼吸循环系统的建立,脑血流动力学完成了一系列的转变过程,脑血流灌注趋于稳定,此时脑组织在氧供给和消耗上达到稳定状态。

出生后的新生儿在目前现有监护基础上,增加脑 rSO$_2$ 的监测,可能能够帮助临床早期发现脑组织氧供给不足,及时治疗,避免损伤,但仍需要有大规模的循证医学研究加以证实。NIRS 监测结果,通过后期计算,得到的 Δ tHb 和 Δ HbD 的信息,也能在一定程度上发现脑血容量和脑灌注的改变,与新生儿神经发育预后可能相关。

(刘黎黎　侯新琳)

参考文献

[1] HOU XL, DING HY, TENG YC, et al. NIRS Study of Cerebral Oxygenation and Hemo-dynamics in Neonate at Birth. Annual International Conference of the IEEE EMBS, 2011, 2011: 1229-1232.

[2] GERHARD P, CORINNA B, ALEXANDER A, et al. Reference Ranges for Regional Cerebral Tissue Oxygen Saturation and Fractional Oxygen Extraction in Neonates during Immediate Transition after Birth. Journal of Pediatrics, 2013, 163: 1558-1563.

[3] MARLIES B, GERHARD P, BERNDT U. NIRS in the fetal to neonatal transition and immediate postnatal period. Semin Fetal Neonatal Med, 2020, 16: 101079.

第七节　高海拔地区新生儿在正常与疾病状态的脑组织氧合状况

高海拔地区低压、低氧的自然环境对人类的生存提出了重大的生理挑战,长期生活于高原地区的人体会产生相应的生理适应,表现出一系列特征。世界上约有 1.4 亿人生活在海拔 2 500m 以上的高海拔地区,这部分人一直生活在"慢性缺氧"的环境下。一般而言,海拔 2 000m 以上,人体开始出现缺氧反应;海拔 3 000m 以上,人体的氧离曲线开始变得陡峭,缺氧时影响更为明显;

海拔 4 500m 以上,大气压近于海平面的 1/2,此时人体出现明显的低氧血症,并引起显著生理反应和一系列由于缺氧而造成的脏器损伤。

　　Gassmann 等研究发现海拔 3 840m 处健康新生儿的 SpO_2 为 88.1%±4.1%(导管前)和 88.4%±4.6%(导管后),均显著低于平原地区对照组($P<0.001$)。对成人的相关研究提示,人体血红蛋白含量随海拔的增高逐渐增加,海拔每升高 1 000m 时血红蛋白升高 1g/dl。此外平原地区健康成人的血容量为 80ml/kg,而高原地区为 100ml/kg,较前者明显增加,且血容总量增加的基础是红细胞容量的增加,而不是血浆容量增加。生活于高海拔地区的孕妇及新生儿血红蛋白及红细胞压积均高于平原地区值,增高幅度与海拔、人种均相关。在胎儿期,孕妇胎盘通过一系列血管重塑和代谢改变以适应高海拔低氧环境,出生新生儿的微循环血管密度高于出生在海平面海拔的新生儿,这可能是一种对宫内缺氧的产前环境的早期适应机制,可能是一种由缺氧诱导因子(hypoxia inducible factor-1,HIF-1)和 HIF-2 诱导的对低氧的适应性改变。此外,国际上的研究表明青藏高原的藏族人民在海拔 4 000m 居住了至少 2.5 万年,他们能够在此环境生长并且世代繁衍下一代,与其特有的遗传背景有关,在经过自然选择后,藏族人在两个基因座 EGLN1 和 EPAS1 发生了变异,这两个基因编码缺氧诱导因子(HIF)转录途径,协调生物体对缺氧的反应。因此藏族人的遗传背景,可能已经适应了低氧挑战。

　　虽然有遗传背景可能适应低氧环境,但高海拔对人体健康造成诸多影响,如肺动脉高压、红细胞增多症等。研究亦表明高海拔对青少年的神经心理功能存在危害,可能影响高原地区学生的学习能力。大脑是对低压低氧环境最为敏感的器官之一,对高原地区新生儿脑组织氧合状况的研究尤为重要。新生儿缺氧缺血性脑病(HIE)是足月新生儿最常见的脑损伤,根据西藏自治区人民医院(海拔 3 670m)2014 年 1 月至 2016 年 12 月的统计数据,该院 HIE 患病率为 3.8%,远高于全国的 6‰。因此及时对脑组织氧合状况进行监测,发现异常并采取有针对性的治疗,对于减少脑损伤、神经伤残的后遗症,减轻家庭和社会负担,具有重要的意义。

　　脑组织氧饱和度(脑 rSO_2)由脑组织氧供、氧耗和脑血流量决定,由于氧气根据其压力梯度在肺泡毛细血管膜上循环,氧分压随海拔的升高而下降,因此氧分子在肺泡毛细血管膜上的跨膜受到海拔高度的影响。故而理论上脑 rSO_2 水平随海拔水平变化。目前对高原地区新生儿正常状态及疾病状态下的脑 rSO_2 尚无参考范围。

本课题组对 679 例足月新生儿脑 rSO_2 和脉搏氧饱和度 SpO_2（导管前）进行回顾性分析，其中西藏自治区［中位数海拔 3 790.00m（3 568.96~4 012.63m）］藏族新生儿 158 例，低海拔地区［中位数海拔 52.00m（18.00~188.00m）］521 例，低海拔地区的数据集提取自中国多中心队列研究。

1. **正常足月新生儿的脑 rSO_2**　研究发现低海拔地区正常足月新生儿 219 例，脑 rSO_2 和 SpO_2 平均值 ± 标准差分别为 62.16% ± 2.12% 和 96.96% ± 2.60%；西藏自治区正常足月新生儿 53 例，脑 rSO_2 和 SpO_2 平均值 ± 标准差分别为 54.96% ± 6.37% 和 82.28% ± 6.59%。西藏地区的 rSO_2 和 SpO_2 水平显著低于低海拔地（P 均<0.000 1）。这与西藏地区自然状态低压低氧的自然环境是一致的。

2. **脑损伤新生儿的脑 rSO_2**　低海拔地区脑损伤新生儿 73 例，脑 rSO_2 和 SpO_2 均值分别为 54.88% ± 7.82% 和 89.53% ± 13.23%，西藏自治区脑损伤新生儿 20 例，脑 rSO_2 和 SpO_2 均值分别为 52.86% ± 10.94% 和 81.94% ± 7.09%。西藏地区 SpO_2 水平明显低于低海拔地区（P=0.02），但脑 rSO_2 差异无统计学意义（P=0.46）。提示高原地区脑损伤新生儿脑氧调节可能优于平原地区。这一现象可能与高原地区新生儿在宫内处于缺氧状态有关，相当于在孕期接受"低氧预适应"，可能对大脑有保护作用，也有可能与西藏地区人群基因多态性有关，但仍需要进一步的大样本研究验证。

3. **其他疾病新生儿脑 rSO_2**　NIRS 可以评估脑组织供氧与耗氧、供氧与脑灌注之间的平衡，通过把外周重要器官和循环系统的监测结果整合起来，确保身体特别是脑、肾等重要器官的氧供需平衡。由于高海拔地区独特的地理环境和缺氧的生理状态，儿童患先天性心脏病（PDA 等）、贫血等疾病较多，这些疾病影响呼吸、循环和脑组织氧供需平衡。本课题组研究了西藏地区其他疾病包括贫血、心脏病和重症肺炎对脑 rSO_2 的影响，新生儿的症状、体格检查、脑影像学和脑电图结果均无脑损伤的证据。

（1）在肺炎新生儿中，西藏地区新生儿的 SpO_2 和脑 rSO_2 均明显低于低海拔地区的新生儿，但无脑损伤的证据，提示脑 rSO_2 水平降低可能与重症肺炎引起的 SpO_2 值降低和缺氧生理状态有关。贫血新生儿也存在同样的现象，贫血引起的血红蛋白携氧能力下降和缺氧的生理状态可能是导致 SpO_2 和脑 rSO_2 值降低的原因。

（2）在先天性心脏病新生儿中，平原地区新生儿主要为右向左分流先天性心脏病，包括完全性肺静脉异位引流、法洛四联症、动脉导管未闭合并肺动脉高压;高原地区新生儿主要为高原心脏病和 PDA,而不是重度右向左分流先天性心脏病。因此,在患有心脏病的新生儿中,平原新生儿的 SpO_2 低于高原新生儿,但 rSO_2 高于高原组,脑氧饱和度与脉搏血氧饱和度存在差异。这表明,当婴儿患上影响 SpO_2 的复杂先天性心脏病时,脑 rSO_2 可能无法客观反映脑损伤程度。

【关键点】

西藏地区脑 rSO_2 和脉搏 SpO_2 水平明显低于低海拔地区,但西藏脑损伤患儿脑 rSO_2 水平与平原地区脑损伤患儿脑 rSO_2 无差异。

（泽　碧　刘黎黎）

参考文献

［1］GARVEY AA, DEMPSEY EM. Applications of near infrared spectroscopy in the neonate. Curr Opin Pediatr, 2018, 30 (2): 209-215.

［2］JOHN BW. Physiological Effects of Chronic Hypoxia. N Engl J Med, 2017, 376: 1965-1971.

［3］MORGAN MC, MAINA B, WAIYEGO M, et al. Oxygen saturation ranges for healthy newborns within 24 hours at 1800 m. Arch Dis Child Fetal Neonatal Ed, 2017, 102: 266-268.

［4］GASSMANN NN, VAN ELTEREN HA, GOOS TG, et al. Pregnancy at High Altitude Increases Newborn Vascularization. J Appl Physiol (1985), 2016, 121 (3): 709-715.

［5］GASSMANN M, MAIRBÄURL H, LIVSHITS L, et al. The increase in hemoglobin concentration with altitude varies among human populations. Ann N Y Acad Sci, 2019, 1450 (1): 204-220.

第八节　对新生儿脑功能发育的评价意义

人脑是由大量神经元细胞及神经胶质细胞构成的复杂结构,脑的发育与神经系统的结构和功能密切相关。基因、环境、神经细胞的进化决定了脑的发育及功能。

脑的发育起源于外胚层,包括神经胚的形成,神经管的闭合,神经细胞、胶质细胞的形成,神经细胞的增殖、分化、移行,突触的连接,神经网络的建立,白质的髓鞘化等。脑的神经元细胞及神经胶质细胞紧密地连接、整合，以实现人体运动、认知、记忆、语言等重要生物学功能。在大脑处理信息的过程中，需要高水平的能量代谢率。脑血流持续供氧，为神经细胞提供能量，保障了大脑正常的代谢功能及生长发育。近红外光谱技术可通过对脑氧合及血流代谢的监测，来评价新生儿脑功能的发育。

一、近红外光谱技术成像原理

近红外光谱技术对脑发育的评价在近 5 年期间取得了长足的发展，随着生物医学工程领域的不断进步，在近红外光谱成像（functional near infrared spectroscopy，fNIRS）的临床医学研究实现了突破。从技术水平上看，单纯的经红外血流监测逐渐发展为成像技术，为脑功能的进一步探索提供支持；从监测范围上看，该技术从最初的单通道监测局部脑血流变化到目前多导联覆盖全脑范围的脑血流信号监测。fNIRS 对新生儿而言尤其适合，因其无创、便携，能够实现床旁的连续脑功能成像，从而更深入地了解新生儿的大脑功能、信息处理和神经发育情况。

功能近红外光谱监测的标准系统由两个主要组件构成：光源（如发光二极管或激光）和附近的光探测器。光源在受试者头部表面发出近红外光，而附近的光电探测器则负责捕获散射回头部表面的光子。发射出的近红外光在组织中的传播轨迹相叠加，其经过的主要区域为一个位于光源和接收器下方的"香蕉型"区域，最终由光探测器接收。依据新生儿颅骨的厚度，光源到达大脑皮层的深度约为 1cm，由此测得的光源与探测器之间的平均距离为 20~25mm。多部位的光源 - 探测器组合构成了成像装置（图 3-8-1）。

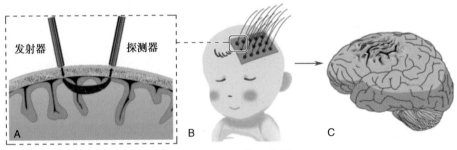

图 3-8-1　fNIRS 的工作原理

A. 探头置于头皮，光子从发射器进入脑组织，通过"香蕉"型的路径散射后，光子被探测器接收；B、C. 多个光源 - 探测器组合后，经过数据处理形成脑功能成像

二、近红外光谱技术成像对新生儿脑发育的评价

近红外光谱成像技术对新生儿脑发育的评价,是通过对整个大脑脑网络的构建和脑血流的成像来实现的。目前主要有两大方向:一为静息态研究,即患儿处于静息状态,直接监测新生儿脑氧合及血流的改变;二为任务态研究,即给予新生儿感官的刺激,包括听觉、嗅觉、视觉、触觉等,研究新生儿在受感官刺激后脑氧合及血流的改变。

静息态研究是 fNIRS 研究的全新领域,实验过程无须给予新生儿任何感觉外界刺激,直接进行。其中主要包含两种研究方向:一种是基于血红蛋白相位的静息态研究;另一种是脑网络的静息态成像研究。

目前 fNIRS 对新生儿脑发育的评价研究主要集中于氧合血红蛋白(HbO_2)与还原血红蛋白(Hb)的相位差异时间序列,即"氧合与还原血红蛋白相位"(hemoglobin phase of oxygenation and deoxygenation,hPod)。

Taga 等利用多通道 fNIRS,探究婴儿安静睡眠期脑氧自发的变化情况,共有 8 名生后矫正至 38~43 周的新生儿纳入该研究当中。研究结果显示,HbO_2 相对于 Hb 的相位滞后,这种自发振荡的现象可能是脑血管舒张与大脑耗氧的相互作用的结果,可用 hPod 来表示。在此基础之上,Imai 研究团队将目标放眼于早产儿和唐氏综合征患儿,意在评估正常新生儿与早产儿及患有染色体疾病的新生儿之间的大脑皮层发育的差异。该研究纳入 12 例足月新生儿或晚期早产儿(胎龄 ≥ 34 周且出生体重>1 700g)、15 例早期早产儿(胎龄<34周),以及 5 例患唐氏综合征的新生儿。结果显示:足月新生儿或晚期早产儿组与早期早产儿组的 HbO_2 及 Hb 之间的相位差 hPod 无明显差异,而两者与患唐氏综合征的新生儿组有显著差异。以上结果说明:尽管早产儿存在重要器官发育不成熟的问题,但已建立完整的脑功能连接。但足月儿与染色体病患儿 hPod 显著差异的原因,可能与染色体病患儿突触连接建立不紧密、脑容量相对小、转运蛋白缺乏相关。

Watanabe 等人通过监测足月儿(胎龄 37~41 周)、晚期早产儿(胎龄 34~36周)和早期早产儿(胎龄 23~33 周)的 hPod,发现所有各组 hPod 值均随日龄的增加而逐渐变小。各组间 hPod 的比较显示,随着矫正胎龄的增加,三组 hPod均表现为快速下降,此后进入了一个相对缓慢的下降阶段。早期早产儿初期hPod 快速下降趋势优先于晚期早产儿与足月儿,该现象可能是早期早产儿在监测开始阶段,接触外界环境的时间较另两组长。该研究表明,fNIRS 检测的

hPod 是确定脑循环、血流、代谢和神经血管功能发育阶段的良好指标,具有较高的敏感性。

　　基于 fNIRS 脑网络的静息态成像研究目前主要集中于儿童,涉及新生儿的相关研究目前较少。Wang 等共招募 53 名 6.9~8.21 岁男童,进行持续 10 分钟的静息态 fNIRS 监测。对脑功能连接强度、节点效率、全局效率、局部效率等脑网络指标进行分析,旨在了解静息态 fNIRS 监测的准确性与稳定性。结果显示,连续监测 7 分钟得到的脑网络指标是相对稳定的。2018 年,Cai 等研究幼儿、青春期儿童脑网络指标的发育及变化情况,幼儿的全局效率较青春期儿童及成人偏低,证明脑网络的整合功能随着年龄的增长而不断成熟;幼儿期及青春期的局部效率较成人偏低,证明在儿童时期,大脑的区域独立分工相对明确,脑区之间的网络交互相对少,脑网络的成熟度尚未达到成人水平。

　　任务态近红外光谱成像对新生儿脑发育的评价的研究较多,即给予新生儿感官的刺激,包括听觉、嗅觉、视觉、触觉等,研究新生儿在受到感官刺激后脑氧合及血流的改变。大脑认知的过程包括信息的接收和处理,新生儿领域大部分的研究集中于给予新生儿相关的刺激或任务,以明确相应的大脑激活区域。听觉是最早发育的感官通道,有研究表示,胎儿时期对语言刺激即有反应。通过接受音乐的听觉刺激,研究人员能够观察到胎龄 16 周的胎儿嘴唇及舌头的运动。基于上述研究结果,目前大部分的任务态研究集中在听觉刺激方面。其余感官功能,包括嗅觉、视觉、感知觉、触觉等方面也有类似的研究。

　　本研究团队 2000 年开始,开始用近红外光谱技术床旁研究早产儿在接受音乐的听觉刺激后脑氧合血流的变化,以及新生儿期的脑反应性与神经发育预后的关系。给予不同胎龄的早产儿(28~36^{+6} 周)在生后 1 周内处于睡眠状态时播放 8 分钟摇篮曲磁带。根据听音乐时脑组织 Hb、HbO$_2$、脑组织氧饱和度的变化,观察声刺激后开始反应的时间、反应高峰出现的时间、最大反应值及停止刺激后恢复的时间,以此体现脑的反应性功能。研究发现,早产儿在声音刺激后,经过 2 分钟左右的潜伏期,脑组织的氧合曲线发生反应性改变,表现为脑组织的 Hb、HbO$_2$ 发生了不同程度的偏移,分别出现上升、下降或变化不明显,平均(252 ± 92)秒脑组织的反应逐渐达到峰值。声刺激停止后,间隔(141 ± 44)秒开始恢复至刺激前的基线水平。不同胎龄早产儿脑反应性不同,胎龄越小,声刺激后开始反应时间、高峰出现时间、开始恢复时间越长,最大反应值越小;胎龄越小,Hb、HbO$_2$ 变化的幅度越小,脑反应性越差。此外,脑损伤组影响患儿的脑反应性,脑损伤患儿表现为声刺激后 Hb、HbO$_2$ 开始反应的时间延长、高峰出现时间延长、最大反应值降低、刺激停止后开始恢复时间延长，与无脑损伤患儿相比，差异有统计学意义（图 3-8-2）。

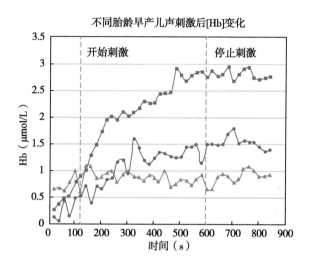

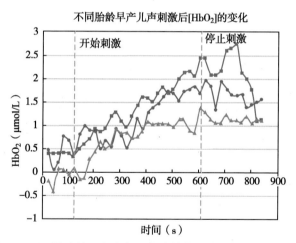

图 3-8-2　不同胎龄早产儿在听音乐刺激后脑 **Hb、HbO₂** 的变化
其中红色为<32 周早产儿，蓝色为 32~33^{+6} 周早产儿，粉色为 34~36^{+6} 周早产儿

随着床旁 fNIRS 技术的开展，Vannasing 等给 14 名新生儿听故事（母语及非母语的故事），并在床旁行脑功能成像。发现聆听母语时，脑左半球明显激活；而非母语的刺激则与脑右半球激活相关。

本课题组对足月新生儿在不同情绪性语音刺激后的 fNIRS 进行了研究，通过探讨新生儿在听到恐惧、愤怒、快乐及中性情绪的语音时大脑的 HbO₂ 的改变,来研究新生儿的脑对不同情绪性语音刺激后的脑反应性。fNIRS 成像涉及大脑共 48 个不同的脑区。结果显示,相对于中性语音而言,在恐惧、愤怒、快乐语音刺激后,新生儿的右侧半球反应性强于左侧半球。把具体分区上,右侧顶叶区域对恐惧情绪更为敏感,左上额回和左角回对于快乐的情绪更为敏感(图 3-8-3)。

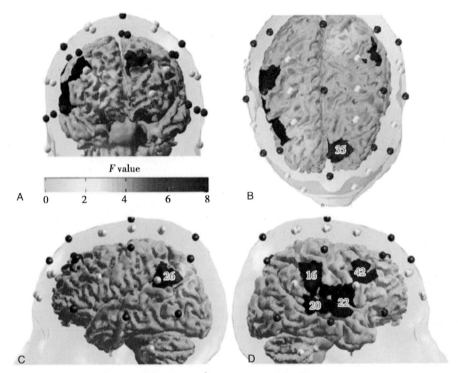

图 3-8-3　对足月新生儿在不同情绪性语音刺激后的 fNIRS 进行的研究

A. 前面;B. 上面 C. 左面 D. 右面。图中红色区域为 ΔHbO_2 明显高于中性刺激。从 C 和 D 可见,右侧半球 ΔHbO_2 升高强于左侧半球。其中右侧缘上回、右颞上回、右前额叶背外侧、左角回、左缘上回、左前额叶背外侧,在情绪性语音刺激后 ΔHbO_2 明显高于中性刺激

在研究了新生儿对语音刺激的反应性以后,现阶段用 fNIRS 可解决更多脑科学问题。人类遵循学习 - 记忆 - 遗忘的基本模式。然而,人类是否自出生起就拥有学习记忆的能力,目前尚不清楚。Benavides-Varela 等设计出一组对于语音刺激下的熟悉 - 识别模型,阐明新生儿是否有早期语言学习记忆的能力。研究组给足月新生儿分 3 个阶段听单词,首先是 6 分钟的学习阶段(编码阶段,encoding phase),听取过程共包含 10 个区块(每个区块包含 1 个目标单

词重复 6 次),同期给予 fNIRS 检测;其次是 2 分钟间歇阶段(interval);最后是 3 分钟的检测阶段(test phase)。在检测阶段给新生儿听曾经学习过的目标语音,通过研究脑的 6 个关键脑区(左侧额叶 LF,右侧额叶 RF,左侧顶叶 LP,右侧顶叶 RP,左侧颞叶 LT,右侧颞叶 RT)ΔHbO_2 变化进行成像,来判断新生儿的学习能力。结果显示,在给予短暂重复的听觉刺激后,新生儿的大脑能够对曾经学习过的单词产生记忆。

功能近红外光谱成像技术是适合新生儿应用的能够在床旁对新生儿脑进行功能成像的新的技术方法,目前可用于静息态脑网络成像来研究脑功能;亦可在给予新生儿感官刺激后,对脑 HbO_2 的变化进行成像,对新生儿脑发育进行评价。

(彭 程 侯新琳)

参考文献

[1] TAGA G, KONISHI Y, MAKI A, et al. Spontaneous oscillation of oxy-and deoxy-hemo-globin changes with a phase difference throughout the occipital cortex of newborn infants observed using non-invasive optical topography. Neuroscience Letters, 2000, 282 (1-2): 101-104.

[2] IMAI M, WATANABE H, YASUI K, et al. Functional connectivity of the cortex of term and preterm infants and infants with Down's syndrome. Neuroimage, 2014, 85 (Pt 1): 272-278.

[3] WATANABE H. Hemoglobin phase of oxygenation and deoxygenation in early brain development measured using fNIRS. Proc Natl Acad Sci U S A, 2017, 114 (9): 1737-1744.

[4] WANG J, DONG Q, NIU H. The minimum resting-state fNIRS imaging duration for accurate and stable mapping of brain connectivity network in children. Sci Rep, 2017, 7 (1): 6461.

[5] CAI L, DONG Q, NIU H. The development of functional network organization in early childhood and early adolescence: A resting-state fNIRS study. Dev Cogn Neurosci, 2018, 30: 223-235.

[6] VANNASING P, FLOREA O, GONZALEZ-FRANKENBERGER B, et al. Distinct hemi-spheric specializations for native and non-native languages in one-day-old newborns iden-tified by fNIRS. Neuropsychologia, 2016, 84: 63-69.

[7] ZHANG D, CHEN Y, HOU X, et al. Near-infrared spectroscopy reveals neural perception of vocal emotions in human neonates. Human Brain Mapping, 2019, 40 (8): 2434-2448.

[8] BENAVIDES-VARELA S, GOMEZ DM, MACAGNO F, et al. Memory in the neonate brain. PLoS One, 2011, 6 (11): e27497.

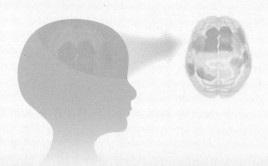

第四章

近红外光谱脑氧监测在新生儿应用时需注意的问题

第一节 可获得的信息

近红外光谱脑氧监测仪有多种,临床常规使用的经国家药品监督管理局批准上市的仪器主要有 INVOS 系列、NIRO 系列、EGOS-600 系列等。不同的仪器均可获得两大类型的信息:一是仪器上直接显示的信息;二是监测结束后,通过进一步演算获得的信息。以下分别进行介绍。

一、仪器显示的信息

近红外光谱脑氧监测仪上直接显示的主要有以下几种信息:

(一)氧合血红蛋白浓度(C_{HbO_2})

单位是 μmol/L。反映了被监测组织的氧合血红蛋白浓度。非常遗憾的是,截至目前,组织血红蛋白浓度尚不能监测到可靠的绝对值,因此,仪器显示的是被监测组织连续的氧合血红蛋白浓度的变化,也就是相对于各自测量初始值的变化量。

(二)脱氧血红蛋白浓度(C_{Hb})

单位是 μmol/L。反映了被监测组织的脱氧血红蛋白浓度。同样,仪器显示的是被监测组织连续的脱氧血红蛋白浓度的变化,即相对于测量初始值的脱氧血红蛋白浓度的变化量。

(三)脑组织氧饱和度(rSO_2)

也有仪器称为组织氧合指数(TOI),是目前临床工作中主要广泛使用的监测指标。

氧饱和度是一个比值,计算公式是 $C_{HbO_2}/(C_{Hb}+C_{HbO_2})$。临床广泛使用的是脉搏氧饱和度,脉搏氧饱和度也是一种光学监测仪器,监测到脉搏中(即动脉)的光学搏动信号,通过公式计算,得出动脉氧饱和度。但是组织中含有大量微动脉、微静脉和毛细血管(微静脉血 60%~80%,微动脉血 15%~20%,毛细血管约 5%),因此组织氧饱和度是动脉、静脉、毛细血管血的氧饱和度的加权平均。由于静脉血占总血量的比例更大,所以其在组织氧饱和度中占主要地位。Quaresima 等于 2000 年研究了脑组织氧饱和度与颅内循环静脉血饱和度的相关性,认为脑组织氧饱和度主要反映了颅内静脉血的饱和度。

需要强调的是,在临床工作中,组织氧饱和度是一个监测指标,而并非诊断指标,因此需要动态的、持续的监测。这是因为器官组织正常运行,取决于氧供给与氧消耗之间的动态平衡,而组织氧饱和度反映的就是这个平衡状态。一旦氧供和氧耗之间发生失衡,组织氧饱和度即可发生改变,临床工作中持续监测的目的就是及早地发现氧供需失衡,便于临床进行有针对性地处理,尽可能地避免脏器损伤。

(四) 组织血红蛋白浓度指数(THI)

THI=$K \times$CBV(脑血容量)$\times$HCT(血细胞比容)。其中 K 是恒量,在新生儿 HCT 稳定不变的情况下,THI 的变化就代表脑血容量 CBV 的变化。

(五) 细胞色素氧化酶

细胞色素氧化酶的氧化还原状态是一个很好的细胞内能量代谢的标记物,其中细胞色素氧化酶的氧化状态是近红外光谱技术可以监测到的,部分近红外光谱脑氧监测仪(NIRO300 型)上有显示。NIRS 对于细胞色素氧化酶的监测与其对血红蛋白监测的原理是一致的:在近红外光的波长范围内,血红蛋白和细胞色素氧化酶都是吸光光团,均可被监测到。但是血红蛋白的信号明显强于细胞色素氧化酶,监测到细胞色素氧化酶的信号往往受血红蛋白信号的干扰,所测结果也较难解释,临床未广泛使用,故而只有部分近红外脑氧监测仪器上有显示。未来从生物医学工程的角度,改进光谱分辨率,可能有助于改进细胞色素氧化酶的测量。

(六) 总血红蛋白浓度($C_{tHb}=C_{Hb}+C_{HbO_2}$)

仪器显示的是总血红蛋白浓度相对于测量初始值的变化量。部分近红外脑氧监测仪器上有显示。

二、通过计算获得的信息

根据近红外光谱仪器上监测到的三个基本结果:脑组织氧饱和度、ΔC_{HbO_2} 的变化、ΔC_{Hb} 的变化,结合临床常规使用的脉搏氧饱和度,通过进一步演算,可得到以下几种结果:

(一) 脑灌注(ΔHbD)

ΔHbD=$\Delta C_{HbO_2} - \Delta C_{Hb}$,反映被监测组织中氧的灌注,也就是血流量的变化。

(二) 组织氧摄取分数(FTOE)

FTOE=$(SpO_2 - rSO_2)/SpO_2$,其中 SpO_2 是同一时刻的脉搏氧饱和度,代表组织对氧的利用。

（三）脑氧代谢率

脑氧代谢率（cerebral metabolic rate of oxygen，$CMRO_2$）是通过生物医学工程的方法后期计算的。$CMRO_2=K \times CBF$（血流量）$\times (SaO_2-SvO_2) \times Hb$，其 SaO_2 代表动脉氧饱和度，SvO_2 代表静脉氧饱和度，K 是一个恒量。而我们知道，脑组织氧饱和度 $rSO_2=25\% \times SaO_2+75\% \times SvO_2$，因此 $CMRO_2$ 就可通过脑 rSO_2 估算出来，即 $CMRO_2=K \times CBF$（血流量）$\times 4/3 \times (SaO_2-rSO_2) \times Hb$。$CMRO_2$ 变化即与血流量、动脉氧饱和度、组织氧饱和度相关，代表组织氧代谢速度的变化。

但在临床实际工作中，以上这三种演算后的结果，很难在仪器上即时显现，需要提取原始数据，进行监测后数据加工和处理，目前主要用于临床科研中。

三、总结

临床常规使用的近红外光谱脑氧监测仪有多种，仪器上直接显示的主要指标是脑组织氧饱和度，目前已在国内外、成人、儿童及新生儿脑监护领域广泛使用。脑氧监测仪的原始数据，在监测结束后，通过进一步演算可获得部分参数，主要用于临床科研。

（侯新琳）

参考文献

［1］丁海曙, 滕毅超. 组织血氧参数近红外无创检测技术及自主创新之路. 激光与光电子学进展, 2007, 44: 14-31.

［2］QUARESIMA V, SACCO S, TOTARO R, et al. Noninvasive measurement of cerebral hemoglobin oxygen saturation using two near infrared spectroscopy approaches. J Biomed Opt, 2000, 5: 201-205.

第二节　监测结果的判断

NIRS 监测结果国内外通用的可以直接临床使用的就是组织氧饱和度 rSO_2，有的仪器称为组织氧合指数（TOI），是目前临床工作（非科研）最普遍应用的组织氧监测指标。在临床工作中,任何可能导致组织氧供和氧耗之间失衡的疾病,往往是逐渐出现并加重,最终严重至组织损伤。因此组织氧饱和度的连续监测更有意义,可能监测到疾病病理生理发生改变的过程。组织氧饱和度的监测是监护的一部分,其监护意义大于诊断意义。

脑组织氧饱和度在组织氧饱和度的监测中,脑组织氧饱和度是目前最为广泛和成熟应用的。

新生儿脑组织氧饱和度的参考范围是 55%~85%。在连续监测过程中,若是较基础值下降 20%,也视为脑组织氧饱和度下降,比绝对值的下降更有意义。比如,脑组织氧饱和度的基础值为 80%,在持续监测过程中发现,脑组织氧饱和度较基础值下降 20%,即脑组织氧饱和度为 80%-80%×20%=64%,虽然脑组织氧饱和度仍在参考范围内,但有重要的临床意义。

在临床工作中,目前常规使用的是脉搏氧饱和度。但脉搏氧饱和度是动脉氧饱和度。虽然动脉氧饱和度正常,不能代表组织氧的供给、摄取和利用是正常的。动脉氧饱和度正常的患儿,其循环、呼吸、血液、被监测组织任何一部分有病理生理的改变,最后均可能在动脉氧饱和度正常的情况下,被监测组织氧饱和度发生改变。故而组织氧饱和度的第一个优点就是能够更加敏感的反应组织是否存在氧供和氧耗之间失平衡。组织氧饱和度的第二个优点就是"早",若组织氧供<氧耗,则会导致组织缺氧,一旦缺氧,即可造成损伤组织;而组织氧饱和度改变在氧供<氧耗时即可被监测到,早于因组织缺氧而造成脏器损伤,给临床治疗提供了时间窗。比如行肝移植手术,为了判断移植的肝脏是否移植成功,就可用组织氧饱和度进行监测。在移植失败的患儿中,肝脏组织氧饱和度的下降要早于临床使用的发现移植失败的常用指标,如肝脏转氨酶、直接胆红素、总胆汁酸等,而就是这个"早"为临床提供了宝贵的治疗时间窗,为减少脏器损伤作出了贡献。

脑,尤其是新生儿的脑是一个对缺氧缺血敏感的脆弱脏器,脑组织氧饱和度的监测,对及时发现脑组织氧供和氧耗之间的失衡极为关键。一方面可及时发现脑组织的缺氧;另一方面,高氧也会造成早产儿脑白质损伤及肺、眼的损伤,亦需要加强监测。

(一) 脑组织氧饱和度下降

脑组织氧饱和度低于 55%,或下降趋势达基础值的 20%,代表氧供<氧耗,可能出现两种情况:氧供减少及氧耗增多。当然也可能同时存在。因此当脑组织氧饱和度下降,首先需要定向,确定是全身问题,还是被监测的脑组织。

全身问题需关注呼吸、血压、心功能、贫血等是否存在,其后则需关注被监测的脑组织。当被脑组织氧饱和度低于55%或者较基础值动态下降20%,若不及时处理,是可能造成脑组织缺氧性损伤的。需在发现下降时积极找寻病因,避免脑损伤。

1. **氧供减少**　从每一次有效呼吸、稳定的循环系统(血压、心功能正常)、正常的红细胞及携氧功能,到组织局部损伤,都可能导致氧供的改变。因此,当脑组织氧饱和度下降,需找寻有无氧供减少的病因。

(1)呼吸系统:动脉氧分压减低、全身血氧饱和度下降。需纠正潜在的病因;对于通气过度动脉二氧化碳分压降低($PaCO_2<35mmHg$)所致组织血管收缩者,需降低肺通气量。

(2)循环系统:血压低,平均动脉压下降。需治疗低血压、纠正治疗潜在的病因。心功能下降者改善心功能。

(3)血液系统:贫血。可参照输血共识,掌握输血指征。

(4)组织损伤:被监测脑组织不能有效地摄取和利用氧。

2. **氧耗增多**　任何可能导致氧的消耗增加的疾病或者临床表现,均可使氧耗增多。比如高热、烦躁、惊厥甚至惊厥持续状态。需进行对症处理,同时监测脑组织氧饱和度的变化。

(二)脑组织氧饱和度上升

脑组织氧饱和度高于85%,或上升趋势达基础值的20%。代表氧供大于氧耗,可能出现两种情况:氧供增多及氧耗减少。当然也可能同时存在。首先需要定向,确定是全身问题,还是被监测组织的疾病。全身问题需关注氧供增多的疾病:是否医源性的氧供、通气不足造成高碳酸血症导致血管扩张、存在红细胞增多症。全身是否有氧耗减少的疾病如低体温、低血糖。但目前在组织氧饱和度增加的处理上,有一定争议。

1. **氧供增多**

(1)医源性的供氧增多:是应关注的最常见的临床现象。血气分析表现为氧分压增高、血氧饱和度增高。

(2)通气不足:动脉二氧化碳分压增高,导致脑血管扩张。需纠正潜在的病因,调整呼吸机参数。

(3)输血后:由于血红蛋白的增加,脑组织氧携氧能力增加,脑氧饱和度上升。

2. **氧耗减少**　任何可能导致机体代谢减少的疾病或临床表现,均可使氧耗增多。比如低血糖、低体温、深度镇静或者麻醉、甲状腺功能减退等。

脑组织氧饱和度有一种"异常"上升：患儿临床表现为重度脑损伤，意识障碍、昏迷，腱反射消失；影像学提示广泛脑损伤；脑电图提示广泛低电压甚至电静息。但患儿脑组织氧饱和度反而"异常"上升，与临床症状、体征、脑电生理、脑影像学检查不符，说明患儿有严重脑损伤，组织坏死液化，脑组织丧失了对氧的摄取利用与消耗，故而会出现"反常"的组织氧饱和度增加。Ancora G 等研究发现，在 HIE 患儿的亚低温治疗中，生后 12 小时脑组织氧饱和度"异常"上升是随访至 18 个月神经发育预后差的独立危险因素。

（三）新生儿脑组织氧饱和度变化的临床常见病因

新生儿脑组织氧饱和度变化的临床常见病因，见图 4-2-1。

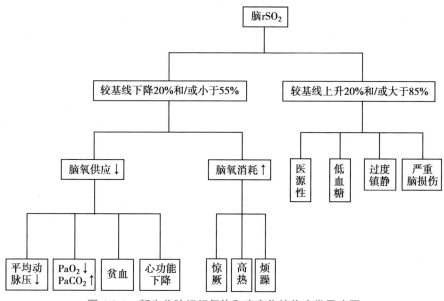

图 4-2-1 新生儿脑组织氧饱和度变化的临床常见病因

在临床工作中，若不能连续监测脑组织氧饱和度，只能得到氧饱和度的单一数值，也有一定的参考意义，可以不同日龄进行比较。建议处理的参考范围是 55%~85%。也就是当脑组织氧饱和度小于 55% 时，按照脑组织氧饱和度下降的病因去找寻并处理。脑组织氧饱和度大于 85% 时，按照脑组织氧饱和度上升的病因去找寻并处理。但需和临床症状、体征、脑结构、脑功能等多个指标综合分析其临床意义。

综上所述，新生儿脑组织氧饱和度的参考范围是 55%~85%，其反映的是脑组织氧供与氧耗之间的平衡。连续监测更有意义,能早期发现脑组织氧供与氧耗之间的失衡,避免组织损伤。脑组织氧饱和度与基础值相比,减少 20% 或者增加 20% 者,均需要积极找寻病因并加以处理。

(侯新琳)

参考文献

[1] JUNTARO S, MASAAKI S, KOKI T, et al. Near-infrared spectroscopy might be a useful tool for predicting the risk of vascular complications after pediatric liver transplants: Two case reports. Pediatr Transplant, 2018, 22: 1-4.

[2] ANCORA G, MARANELLA E, GRANDI S, et al. Early predictors of short term neuro-developmental outcome in asphyxiated cooled infants. A combined brain amplitude integrated electroencephalography and near infrared spectroscopy study. Brain & Development, 2013, 35: 26-31.

第三节　新生儿脑氧监测仪

一、新生儿脑氧监测仪发展历史

早在 1994 年,B.Chance 教授就与北京大学第一医院周丛乐教授合作,将其研制的 RUNMAN 型脑氧仪应用于新生儿脑氧监测(图 4-3-1)。RUNMAN 型脑氧仪是世界上第一台可用于人体组织氧检测的 NIRS 设备。

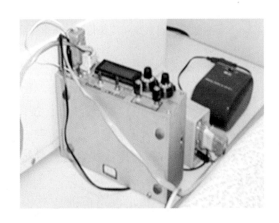

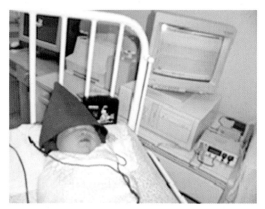

图 4-3-1　RUNMAN 型脑氧仪在新生儿脑氧监测上的应用

　　RUNMAN 型脑氧仪采用修正的朗伯比尔定律,能够实时测量人体组织中氧合血红蛋白、脱氧血红蛋白和总血红蛋白浓度相对于测量初始值的变化量。由于算法限制,其不能测量组织血氧饱和度 rSO_2,这就给临床使用带来了一些不便。通常临床医生需要对受试者进行一定程度的激励或干预(如吸氧、血管阻断、骨骼肌做功等),观察激励/干预及恢复过程中组织血红蛋白浓度的变化。而且,由于该脑氧仪探头采用单接收器的形式,因此无法消除外层组织对于测量结果的影响,也限制了其临床应用范围。与 RUNMAN 型问世时间相近,采用类似算法的还有 NIRO500 型脑氧仪,以及清华大学丁海曙教授课题组的 TSNIR-1、TSNIR-2 型脑氧仪等。

　　美国的 INVOS3100 型脑氧仪是世界上首台获得 FDA 批准用于临床的脑氧仪。该设备探头采用与光源距离不等的两个接收器,能够测得组织氧饱和度 rSO_2,并且能够在一定程度上消除外层组织对测量结果的影响。组织氧饱和度这一指标的问世,极大推动了脑氧仪的临床应用。rSO_2 出现之前,临床只能通过人为干预的方法观察患者的血氧参数变化;rSO_2 出现后,脑氧仪更多地以监护仪的角色应用于临床,让医生可以第一时间发现患者重要脏器的缺氧缺血事件,及时采取干预手段,并且对干预效果进行快速评估,从而避免患者因缺氧缺血造成严重的器官损伤,改善预后。当前临床应用的各类脑氧仪,其核心指标均为 rSO_2,但由于各自算法和校准方法不同,其测量数值也存在一定差异。通常临床上在应用 rSO_2 这一指标时,依然将其视为一个"指数"型指标,要关注其当前值,更应关注其在一段时间内的变化趋势。在使用同品牌同型号设备时,可以对比不同患者或不同部位的 rSO_2,但不建议将不同品

127

牌不同型号脑氧仪测量结果进行对比和分析。当前国内常见的脑氧仪包括：INVOS5100C 系列、FORESIGHT 系列、NIRO200-NX 系列、EGOS-600 系列等（图 4-3-2）。

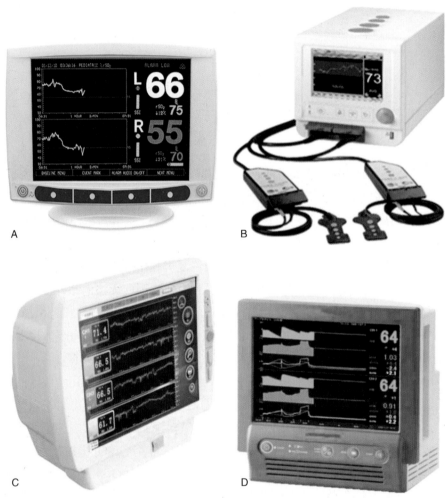

图 4-3-2 国内常见的脑氧仪
A. INVOS5100C；B. FORESIGHT；C. EGOS-600 ；D. NIRO200-NX

随着脑氧仪临床应用的逐步拓展和生产工艺的逐渐进步，临床对于脑氧仪也提出了更多的要求，例如增设可置于床旁的无线采集模块，数据统一传输至护士站或医生办公室显示和存储；又如开放数据接口，可实时将数据输出，与脑电、脑血流等数据进行同步与整合，便于临床深入分析；再如改进传感器设计,提高柔软度,更易于在患儿头部长时间固定等。各个脑氧仪厂家也纷纷将临床提出的改进建议用各自不同的工程方法实现在了其后续产品上。

二、NIRS 技术在我国的自主研发创新之路

1992 年,清华大学丁海曙教授以访问学者身份赴美国宾夕法尼亚大学工作,结识了该领域的奠基人 BrittonChance 教授。回国后,在 BrittonChance 教授的无私协助下,丁教授于 1994 年组建了 NIRS 课题组,开始了围绕该领域的自主研发与创新。历经 20 余年的不懈努力,在前后三项国家自然科学基金 (39670799,69778024,60578004)的支持下,课题组经历检测算法的专题研究、样机研制与性能评定、医工结合的临床研究、产品开发与应用推广等阶段,在原理算法、测试技术、临床应用等方面取得了大量创新性的成果。迄今为止,课题组共授权发明专利 5 项,国际专利 1 项,在核心以上期刊发表文献 200 余篇,其中 SCI 收录 33 篇,EI 收录 23 篇(不含重复收录)。2006 年,"生物组织中血氧参数的近红外无损检测技术及其应用"获得北京市科学技术进步奖三等奖,清华大学课题组与来自北京大学第一医院、北京安贞医院、北京大学口腔医院的临床合作伙伴共同分享了这一荣誉。

2000 年和 2001 年,课题组以田丰华博士为主,前后研制了 TSNIR-1 型和 TSNIR-2 型两款脑氧仪(图 4-3-3)。两者均采用修正的朗伯比尔定律,能够测量人体组织中氧合血红蛋白、脱氧血红蛋白和总血红蛋白浓度相对于测量初始值的变化量。两者的主要不同之处:前者使用激光器为光源,用光纤传输发光信号,设备体积较大,探头较硬;后者采用双波长 LED 为光源,用电缆传输发光信号,因而降低了设备体积和探头硬度。为了缩短开发时间和便于实验室调试,两台设备都采用了"主机 + 笔记本电脑"的形式。

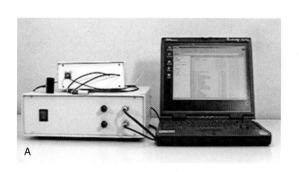

A

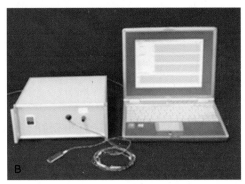

图 4-3-3　两款脑氧仪

A. TSNIR-1 型；B. TSNIR-2 型

2003 年,课题组以黄岚博士为主开发了 TSNIR-3 型脑氧仪(图 4-3-4)。该样机相比之前两代样机的最大创新在于,其采用了空间分辨算法,能够测量患者局部组织氧饱和度 TOI。而且该样机将包括信号采集、处理、显示、存储、控制在内的所有功能整合于一台主机中,使得样机更便于临床使用。2005 年,在复旦大学附属儿科医院新生儿科邵肖梅教授的主持下,课题组将 TSNIR-3 型样机与 NIRO-300 型脑氧仪进行了对比测试实验,证明"该仪器的主要性能指标与国际先进水平的 NIRO-300 仪器基本相当。由于采用 LED 为光源,数据稳定可靠,仪器操作简便,测量值波动小,稳定性更好","具有较高的临床使用价值,在国内应有较好的推广应用前景"。同年,在教育部鉴定专家组的主持下,课题组将 TSNIR-3 型样机与血气分析仪进行了对比测试实验,结果如图 4-3-5 所示。可见脑氧仪的测量结果与血气分析仪的结果具有较好的相关性($R>0.99$),实际测量结果和理想结果也比较接近。

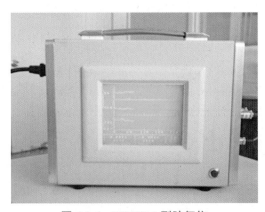

图 4-3-4　TSNIR-3 型脑氧仪

2005 年,为了推动清华脑氧仪的临床应用,课题组与中科院安徽精密光学研究所合作,在 TSNIR-3 的基础上按照医疗器械注册检验的标准进行了升级改造,特别是对设备的电气安全性能、稳定可靠性进行了改进,推出了 TSAH-100 型近红外组织血氧参数无损监测仪(图 4-3-5),并于当年获得了 CFDA 注册证。2012 年,基于空间分辨算法,课题组腾轶超博士提出了血红蛋白浓度指数这一指标,并将其实现在 TSAH-100 型样机上。TSAH-100 型脑氧仪前后生产了 40 余台,在新生儿科、麻醉科、体外循环科、口腔颌面外科、乳腺外科和运动医学领域都有所应用。可以说,TSAH-100 型脑氧仪的推出,大大推进了国产脑氧仪的临床应用进程,也是课题组在产学研结合道路上的一次有益尝试。

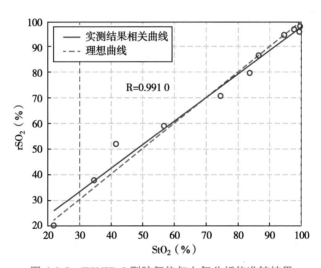

图 4-3-5 TSNIR-3 型脑氧仪与血气分析仪准较结果

2014 年,开发的第 5 代样机(EGOS-600 系列)并获得注册证(见图 4-3-2C),其采用 12.1 英寸液晶触摸屏,最多支持 4 通道同时测量,可同时监测患儿左右前额叶、肾区、肠道、腓肠肌、足底等多个部位的组织氧合水平与灌注状况。同时,该设备极大扩展了存储量,并优化了数据传输操作,加强了抗干扰能力,使得其更适于临床应用。

三、脑氧仪常用指标及参数解读

(一)脑氧仪基本测量指标解读

1. **局部组织血氧饱和度(rSO_2/TOI)** 局部组织微血管(含微动脉、微静脉和毛细血管)中血液血氧饱和度的加权平均,数值上更接近于静脉血氧饱和度,反映局部组织氧供需的动态平衡。

2. 局部组织血红蛋白浓度指数(THI) 从生理意义上,THI=$K \times$ BV $\times$ HCT。其中,K 为被测组织约化散射系数,对于不同组织其数值不同;BV 为局部组织血容积,主要反映了局部组织中微血管的开放状态,例如,在组织充血时 BV 增加,在组织微血管收缩时 BV 减少;HCT 即红细胞压积比。由于不同人、不同组织中 K 不同,所以 THI 不能在不同人或不同部位之间做比较,也没有正常值范围。临床医生可以通过观察 THI 的变化趋势,从组织血容积的角度评估患儿微循环状态的改变。

3. 局部组织中氧合血红蛋白浓度相对测量初始值的变化量(ΔC_{HbO_2})

4. 局部组织中脱氧血红蛋白浓度相对测量初始值的变化量(ΔC_{Hb})

5. 局部组织中总血红蛋白浓度相对测量初始值的变化量(ΔC_{tHb})

当患儿 TOI 或 THI 发生明显变化时,医生可结合上述三个血红蛋白浓度变化量,综合判断造成 TOI/THI 变化的原因,必要时结合临床经验进行合理干预。

(二) 基于基本测量指标衍生的辅助指标解读

1. 参考阈值(Value of threshold,V-T) rSO$_2$/TOI 的参考值,通常在测量前由医生进行自主设置,设置后自动标记在脑氧仪屏幕上。当 rSO$_2$/TOI 低于该参考值时,脑氧仪会以醒目的图像提示医生予以关注。有的脑氧仪将其称作 baseline(基线值)。

2. 报警阈值(alarm threshold) rSO$_2$/TOI 报警阈值,通常在测量前由医生进行自主设置。当 rSO$_2$/TOI 低于该参考值时,脑氧仪以醒目的声光报警发出警报。

3. TUT(time under threshold) 本次测量中,rSO$_2$/TOI 低于参考阈值的累计时间长度。

4. AUT(area under threshold) 本次测量中,rSO$_2$/TOI 低于参考阈值的累计时间占总监测时间的百分比。

5. AUC(area under curve) 本次测量中,rSO$_2$/TOI(低于参考阈值)与参考阈值之差与时间的积分,即曲线下面积。AUC 数值越大,意味着患儿缺氧程度越深、缺氧时间越长。

6. 时间标注(mark) 医生可在测量过程中,随时标注一个或多个记录点,还可输入需要标注的内容(如吸氧、给药、降温等)。脑氧仪会自动记录该标记点的时间和标注内容,将其显示在测量界面下(图 4-3-6 中三处橙色标记点),并存储在此次测量记录中。

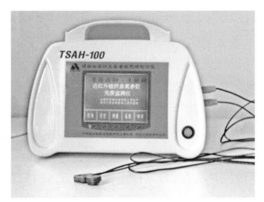

图 4-3-6　TSAH-100 型近红外组织血氧参数无损监测仪

(三) 部分脑氧仪功能参数解读

1. **测量波长**　由于在近红外波段(650~1 100nm)中,人体组织中存在 Hb 和 HbO_2 两种主要吸收体,因此脑氧仪的光源需要交替发射至少两个波长的近红外光,才能测量组织氧饱和度。由于所采用的算法存在差异,不同脑氧仪所采用的波长可能有所不同,但通常位于 850nm 两侧。理论上,脑氧仪测量波长数越多,测量精度越高。但从实际结果来看,测量波长数在达到 3 个后,继续增加测量波长数对于测量精度的提升效果非常有限。需要指出的是,对于采用差分光谱算法的脑氧仪(如 FORESIGHT 系列)来说,其算法依赖于对比被测组织对不同波长近红外光的吸收作用,增加测量波长数对其测量精度的提升效果还是比较明显的。

2. **发光光源类型**　通常脑氧仪的发光光源包括激光器与发光二极管(LED)两种。激光器光源的优势在于,其峰值波长非常准确,而且单色性好,因此测量精度更高;但缺点在于系统更复杂,而且由于必须采用光纤传输发光信号,而光纤相比电缆更易受损,因此其探头使用寿命相对较短,维修成本较高。LED 的优势在于系统更简单,由于使用电缆传输发光信号,探头更加耐用,维修成本更低;但缺点在于不同探头使用的 LED 峰值波长可能存在一定差异,因此更换探头后测量一致性可能会受到影响。

3. **光源与接收器距离**　脑氧仪探头上光源中心点到接收器中心点的距离。该距离决定了脑氧仪的最大检测深度。理论上,该距离越大,检测深度越大。但是,随着检测深度的增加,组织对光信号的衰减作用会越来越明显,也就意味着脑氧仪接收到的有效信号强度越来越弱。当有效信号强度过弱时，脑氧仪的测量精度和抗干扰能力就会出现明显下降。因此，国际上主流的脑氧仪探头光源与接收器距离为 20~40mm，最大不超过 50mm。

4. **测量精度误差**　是指脑氧仪测得的 rSO_2/TOI 与标准值之间的差值，这个差值越小，脑氧仪测量精度越高。需要指出的是，由于脑氧仪算法和校准方法的特点，同一型号的脑氧仪在不同测量范围内的测量误差通常有所不同。大多数脑氧仪在 50%~70% 附近测量误差最小，在 80% 以上和 50% 以下测量误差较大，甚至不做精度要求。虽然各家脑氧仪宣称的测量 / 显示范围均为 0~100%，但各家的有效测量范围（指做精度要求的测量范围）各不相同。一款脑氧仪的有效测量范围越大，测量精度误差越小，意味着其测量精度越高，临床适用性越广。

四、NIRS 与其他血氧检测方法的对比

（一）NIRS 与脉搏氧检测

脑氧仪测量的核心指标为脑氧饱和度（rSO_2/TOI），是局部脑皮层微动脉、微静脉与毛细血管中血液血氧饱和度的加权平均，数值接近于静脉氧饱和度，反映局部脑组织氧供应与消耗间的动态平衡。供过于求时，脑氧饱和度升高；供不应求时，脑氧饱和度降低。脉搏氧饱和度监测仪测量的核心指标为脉搏氧饱和度（SpO_2），是纯粹的动脉血氧饱和度，反映全身氧的供应。只有当患者心肺功能出现严重问题，或吸入氧浓度明显降低时，SpO_2 才会出现下降。而临床上导致 TOI 下降的因素很多，如血压降低、心输出量降低、贫血、过度通气引起脑血管收缩、微循环障碍、发热、惊厥等。很多情况下，在 SpO_2 仍然处于正常水平时，脑氧仪已经做出了缺氧预警。此外，SpO_2 的测量依赖于指端（或耳垂）微动脉的搏动，当患儿由于血压或体温偏低导致微动脉搏动微弱时，SpO_2 的测量精度会受到影响。而脑氧仪的测量则不依赖于搏动血流，即使在心搏停跳状态下也依然可以正常测量。

（二）NIRS 与血气分析

血气分析仪是一种多参数检测设备，其检测血氧饱和度的原理是利用电极测得被测血液的氧分压，再通过氧离曲线解算出血氧饱和度。根据采血位置的不同，血气分析仪可以测量人体动脉血氧饱和度（SaO_2）和静脉血氧饱和度（SvO_2）。需要注意的是，无论是测量哪种血氧饱和度，其测量值反映的都是大动脉或大静脉的血氧饱和度，而组织氧饱和度反映的是微血管中的血氧饱

和度,两者在某些情况下可能并不同步变化。此外,儿科常见的血气分析仪无法进行连续实时测量,只能作为检验设备使用,这与脑氧仪的使用模式有明显区别。

(李　岳)

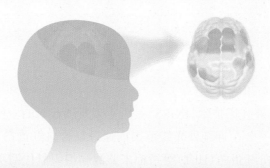

第五章

近红外光谱脑氧监测技术在新生儿领域的发展前景

第一节　光学成像（fNIRS 技术）在新生儿领域的应用前景

功能性近红外光谱技术（fNIRS）是近年来发展起来的一种新的光学神经成像技术，它是一个在近红外光线范围内通过氧合血红蛋白（HbO_2）、脱氧血红蛋白（Hb）、总血红蛋白（HbT）等指标来监测脑组织氧代谢功能的非创伤性新技术。fNIRS 以其安全、无创性、空间分辨率较高、运动伪影的影响较小，以及对周围环境要求较低的优点，在新生儿语言感知研究领域内得到了广泛的应用。

一、fNIRS 成像介绍

近红外光（NIR）是现有科学领域里发现的第一个非可见光区，介于可见光（visible light）和中红外光（middle infrared）之间，波长范围 700~2 500nm。并可进一步划分为短波近红外：780~1 100nm；长波近红外：1 100~2 526nm。

近红外光对人体组织具有良好透射性，人体的骨骼、肌肉、脂肪、皮肤及体液等在短波近红外区（780~1 100nm）相对来说是透明的，因而其吸光系数非常小，以致于检测光线可以在体内穿透几厘米，可以穿过新生儿脑达 7cm 左右。fNIRS 利用了近红外波段光对人体组织的良好通透性提供了一种新的神经成像检测技术。

氧是一切生命所不可或缺的物质，大脑通过血液的新陈代谢为神经元活动提供所需的氧，而氧的消耗又刺激大脑局部血管的舒张，促使毛细血管血流量增加，导致局部脑血流增加，HbO_2 和 Hb 浓度发生相应的改变。正常情况下，HbO_2、Hb 的浓度由于脑血管的自身调节机理能够基本保持不变，但是当大脑进行认知神经活动时，大脑神经活动区域增加的脑血流所携带的氧将大大超过大脑活动所需的氧，而氧通过血液中的血红蛋白进行传输，故而认知活动过程中大脑活动区域会出现血液中 HbO_2 浓度的上升，Hb 浓度的下降。大脑从外到内分为 5 层，分别为头皮、颅骨、脑脊液、脑灰质、脑白质，通常情况下认为在脑进行功能活动时除脑灰质层（大脑皮层）的血氧含量发生变化外，其余各层的 HbO_2 和 Hb 的浓度均不发生改变。因此脑组织中的血氧参数可以作为监测大脑功能活动的参数,通过测量 HbO_2 和 Hb 的浓度变化量可以间接反映大脑皮层的功能状态。

要想使用 fNIRS 测量生物组织中物质的浓度,还需要了解光子在生物组织中的传输和分布规律。生物组织光谱学认为光在生物组织中的传播是由于单个光子在组织内部被吸收或者散射的传输造成的。最开始,研究者把生物组织假定为均一、半无限的介质,用 Beer-Lambert 定律描述光在生物组织中的传播过程。组织中吸收红外光的成分主要有水、HbO_2 和 Hb,并且它们对近红外光的吸收率不同。水对近红外波段的谱相为观察血红蛋白提供了一种可作为背景的"光谱窗",而且在这个光谱窗下,HbO_2 和 Hb 对近红外光的频谱差异足够大,可以根据此差异计算它们各自在体内的浓度。随着深入研究,人们发现光在生物组织中传播会发生很强的散射现象。在此基础上,研究者提出了修正的 Beer-Lambert 定律。通过修正的 Beer-Lambert 定律,就可以重建血液参数的三维空间变化,推导出 HbO_2 和 Hb 浓度变化量的计算公式。因此,应用近红外,可以"看"到体内。

一个功能性近红外光谱技术成像装置一般由光源、光源探测器、数据采集器等组成。光源通过发光二极管或者是与被试头型匹配起来的光纤束向特定大脑区域发射近红外光,光以香蕉型的路径进行散射,光源探测器可以收集到被组织散射回来的光。光源和探测器的距离一般设置在 3cm 左右。脑血氧参数的具体测量方法如下:选取近红外光谱范围内的两种波长,分时照射被测生物组织,又分别在离光源不同的两点位置处检测相应的出射光强,根据这两种波长在两个不同的位置的入射光强以及出射光强,结合修正的 Beer-Lambert 定律,就能够计算出 HbO_2 和 Hb 浓度变化量。fNIRS 可以依据对所测量的 HbO_2 和 Hb 浓度准确定位测量点所在位置的局部脑活动。

二、fNIRS 在新生儿语言感知领域的应用

随着 fNIRS 等神经科学技术的发展,研究者可以超越行为学指标,直接考察处于语言学习最初阶段的新生儿的大脑能否以及如何感知语音。近年来,许多研究者采用 fNIRS 技术考察新生儿语音感知的大脑激活,试图阐明语音感知的神经学基础。

在此背景下,我们对测量新生儿语音感知的 fNIRS 研究进行了系统回顾,从这些研究中提取出了三个最主要的语音感知相关变量(结构检测、偏差检测、母语感知)(表 5-1-1),并试图寻找这三个变量的特异性脑区,以期帮助我

们更全面地了解新生儿语音感知的脑机制。

表 5-1-1　新生儿语音感知 fNIRS 文献列表

文献	*n*	对比条件（contrast）	主要激活位置
Ferry，2016	32	特殊结构＞一般结构	双侧颞 - 额
Gervain，2008	22	特殊结构＞一般结构	双侧颞 - 额（左额激活最大）
Gervain，2012	22	特殊结构＞一般结构	双侧颞 - 额
Gervain，2012-2	20	特殊结构＞一般结构	双侧颞 - 额（左额激活最大）
Gómez，2014	24	特殊结构＞一般结构	双侧颞 - 额
Gómez，2014-2	24	特殊结构＞一般结构	双侧颞 - 额
Kudo，2011	18	特殊结构＞一般结构	双侧颞 - 额（左额激活最大）
Arimitsu，2011	14	偏差刺激＞标准刺激	双颞
Carlier-Torres，2014	13	偏差刺激＞标准刺激	双颞
Carlier-Torres，2014-2	13	偏差刺激＞标准刺激	双颞
Mahmoudzadeh，201	6	偏差刺激＞标准刺激	双颞
Mahmoudzadeh，2017	19	偏差刺激＞标准刺激	双颞
Sambeth，2009	10	偏差刺激＞标准刺激	双颞
Peña，2003	12	左颞＞右颞	左颞
Sato，2012	17	左颞＞右颞	左颞
Vannasing，2016	27	左颞＞右颞	左颞

（一）结构检测激活的脑区

一些研究发现新生儿对一些有着特殊结构的语音序列或语音序列的特殊位置非常敏感（下文中将这类语音的结构统称为特殊结构），比如：新生儿在听到重复结构语音（ABB 形式）时的大脑激活水平显著高于非重复结构语音（ABC 形式）；新生儿对六音节序列中的边缘音节的编码比内部音节更好；新生儿在音节序列的首音节处产生更大的脑电负波。这些证据表明新生儿能够检测语音的结构，并对特殊语音结构进行区分。

在此基础上，我们对考察新生儿语音结构检测的 7 项研究进行了一个元分析，选取的对比条件为特殊结构比一般结构的激活更大的脑区。HbO_2 的合并 Fisher's Z 值为 0.42（95% *CI* 0.30-0.54，*P*＜0.000 01）（图 5-1-1）。结果显示在检测特殊结构时，HbO_2 显著增加的脑区主要为双侧额 - 颞叶，且激活最大的脑区是左侧额叶（尤其是额下回）。这表明双侧额 - 颞叶都参与了语音序列结构检测,其中左侧额下回的作用最为显著。

Study or Subgroup	Fisher's Z	SE	Weight	Fisher's Z IV.Fixed. 95% CI
Ferry, 2016	0.66	0.19	10.3%	0.66 [0.29, 1.03]
Gervain, 2008	0.33	0.16	14.6%	0.33 [0.02, 0.64]
Gervain, 2012	0.34	0.16	14.6%	0.34 [0.03, 0.65]
Gervain, 2012-2	0.37	0.16	14.6%	0.37 [0.06, 0.68]
Gómez, 2014	0.39	0.15	16.6%	0.39 [0.10, 0.68]
Gómez, 2014-2	0.41	0.15	16.6%	0.41 [0.12, 0.70]
Kudo, 2011	0.54	0.17	12.9%	0.54 [0.21, 0.87]
Total（95% CI）			100.0%	0.42 [0.30, 0.54]

Heterogeneity：$Chi^2 = 2.80$, df=6（P=0.83）;$I^2 = 0\%$
Test for overall effect Z=6.91（P<0.000 01）

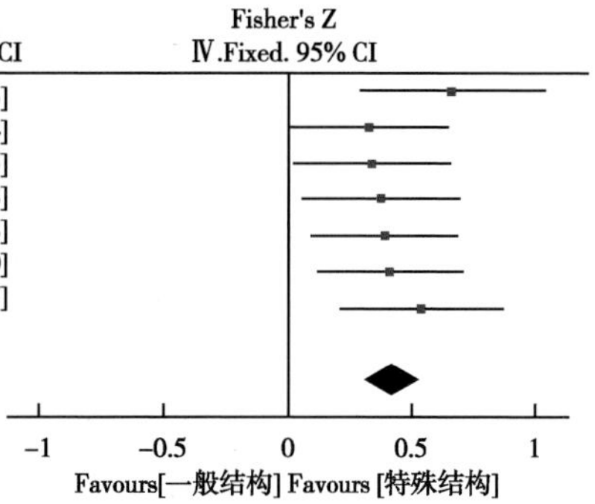

图 5-1-1　使用 fNIRS 比较新生儿在检测语音序列结构（contrast：特殊结构减一般结构）时 HbO_2 的平均变化

（二）偏差检测激活的脑区

有研究发现新生儿可以对语音的音段特征(如元音、辅音)和超音段特征(如声调、韵律等)进行感知,并且可以检测到它们发生的细微变化。换言之,新生儿可以区分标准刺激和偏差刺激(如语音序列 gam、gam、gam、bam,在一系列重复出现的 gam 中偶尔出现一个 bam,其中 gam 就是标准刺激,bam 则是偏差刺激),并在听到偏差刺激时诱发显著的失匹配反应[(mismatch response,MMR);新生儿大脑中的 MMR 相当于成人大脑中的 MMN,由于大部分新生儿的 MMR 为正走向电位,故这个事件相关电位(event-related potential,ERP)成分被命名为 MMR]。MMR 成分是由重复听觉刺激序列中的新异刺激诱发出来的,其反映了大脑对两种声音刺激之间差异的识别。

在此基础上,我们对考察新生儿语音偏差检测的 6 项研究进行了元分析,选取的对比条件为偏差刺激比偏差刺激的激活更大的脑区。HbO_2 的合并 Fisher Z 值为 0.59（95% CI 0.42-0.76,P<0.000 01）（图 5-1-2）。结果显示新生儿在检测偏差刺激时,HbO_2 显著增加的脑区为双侧颞叶(主要是颞上回)。这表明双侧颞上回在新生儿的语音偏差检测中发挥着关键作用。

（三）母语感知激活的脑区

许多研究表明,与非母语和非语言听觉刺激相比,成人和婴儿都对母语更敏感。行为实验表明新生儿对母语具有偏好:当新生儿听到母语时,他们的吮吸振幅更高。采用脑电技术,Peña 等(2003 年)发现,婴儿(包括早产儿和足月儿)在母语条件下大脑表现出更强的 gama 频段能量。此外,一些研究发现大脑在母语加工中存在明显的左半球优势。例如，Paquette 等人（2015 年）的一项 fNIRS 研究发现，儿童、青少年和成人在使用母语进行表达时，左半球的血流动力学反应均显著大于右半球，主要激活的脑区为 Broca 区。Minagawa-Kawai 等人（2011 年）使用 fNIRS 研究也发现，4 月龄的婴儿收听母语时左侧颞叶激活显著，而右侧颞叶则无显著激活。

Study or Subgroup	Fisher's Z	SE	Weight	Fisher's Z Ⅳ.Fixed. 95% CI
Arimitsu ,2011	0.47	0.2	19.0%	0.47[0.08,0.86]
Carlier-Torres,2014	0.51	0.21	17.2%	0.51[0.10,0.92]
Carlier-Torres,2014-2	0.62	0.21	17.2%	0.62[0.21,1.03]
Mahmoudzadeh，2013	1.03	0.33	7.0%	1.03[0.38,1.68]
Mahmoudzadeh，2017	0.44	0.17	26.3%	0.44[0.11,0.77]
Bambeth，2009	0.87	0.24	13.2%	0.87[0.40,1.34]
Total（95% CI）			100.0%	0.59 [0.42, 0.76]

Heterogeneity：Chi^2=4.44, df=5（P= 0.49）; I^2=0%

Test for overall effect Z=6.73（P ≤0.000 01）

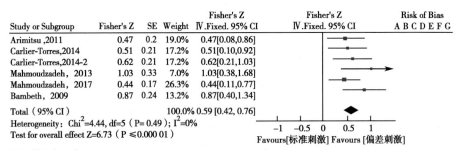

Risk of bias legend

（A）Random sequence generation（selection bias）
（B）Allocation concealment（selection bias）
（C）Blinding of particlpants and personnel（performance bias）
（D）Blinding of outcome assessment（detection bias）
（E）Incomplete outcome data（attrition bias）
（F）Selective reporting（reporting bias）
（G）Other bias

图 5-1-2　使用 fNIRS 比较新生儿在检测语音偏差刺激（contrast：偏差刺激减标准刺激）时 HbO_2 的平均变化

在此基础上，我们对考察新生儿母语感知的 5 项研究进行了元分析，对新生儿是否存在母语加工的左半球优势进行了验证。HbO_2 的合并 Fisher Z 值为 1.57（95% *CI* 1.38-1.77，*P*<0.000 01）（图 5-1-3）。结果显示，新生儿在加工母语时，大脑左半球的 HbO_2 增加显著高于右半球，且主要激活脑区在左侧颞叶。这表明新生儿的母语语音加工同样存在左侧化优势。

Study or Subgroup	Fisher's Z	SE	Weight	Fisher's Z Ⅳ.Fixed. 95% CI
pena，2003	0.65	0.22	20.1%	0.65[0.22, 1.08]
Sato，2012	0.28	0.18	30.1%	0.28[−0.07, 0.63]
Vannasing，2016	2.73	0.14	49.8%	2.73[2.46, 3.00]
Total（95% CI）			100.0%	1.57 [1.38, 1.77]

Heterogeneity：Chi^2= 137.50, df=2（P < 0.000 01）; I^2=99%

Test for overall effect：Z=15.93（P < 0.000 01）

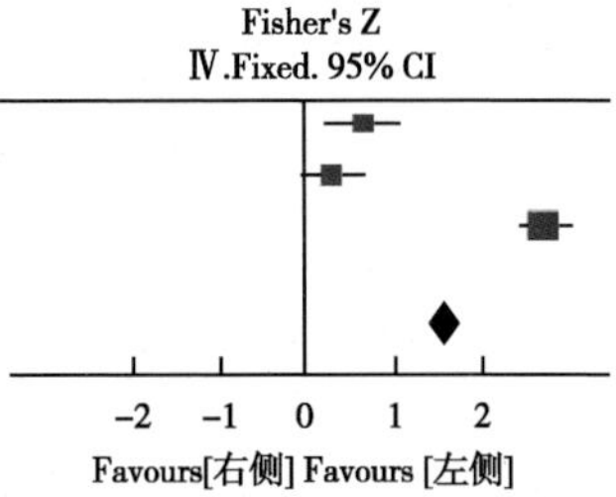

图 5-1-3　使用 fNIRS 比较新生儿在感知母语语音刺激（contrast：左半球减右半球）时 HbO_2 的平均变化

　　通过对新生儿大脑在结构检测、偏差检测、母语感知三个方面已有 fNIRS 研究结果的总结,目前已掌握的新生儿语音感知的脑机制包含以下内容:人类在新生儿时期就已经存在相对完善的语音加工神经系统,可以对音节序列结构进行加工,例如能检测出重复音节结构,对边缘位置音节的编码比对内部音节的编码更准确,在检测语音结构时激活最显著的脑区是左侧额叶(尤其是额下回),也就是 Broca 区。新生儿大脑可以检测到语音的音段特征(如元音、辅音)和超音段特征(如声调、韵律等)的改变。新生儿加工语音的脑区主要为颞叶(尤其是颞上回)、额叶(尤其是左侧额下回),其中左侧额下回(Broca 区)在检测语音结构中扮演重要角色,而颞上回在检测语音结构中发挥关键作用。新生儿在听母语时,大脑的左半球激活,即在母语感知中存在左半球优势。

　　新生儿在检测语音结构时激活最显著的脑区是左侧额叶(尤其是额下回),也就是 Broca 区。这一结果也与 Broca 区负责序列学习,以及短语、句子整合的结论相符。新生儿在检测偏差刺激时显著激活了双侧颞叶(尤其是颞上回),与双侧颞上回在语音判断和语音-音高比较任务中发挥关键作用的结论一致。颞上回负责音位知觉以及右侧颞上回负责韵律加工的结论也分别验证了颞上回在检测音段特征(音位)和超音段特征(韵律)中的关键作用。本文的结果也支持母语感知的左半球优势效应。研究结果发现新生儿在听到母语时左侧颞叶的激活显著大于右侧颞叶。这可能表明人类在胎儿时期就不可避免听到宫外的母语并进行了初步的编码、学习和记忆,因此在子宫中接触过的可识别的母语在出生时就已经能在左半球得到优先处理。

(张丹丹　汪待发)

参考文献

［1］GERVAIN J, MACAGNO F, COGOI S. The neonate brain detects speech structure. Proceedings of the National Academy of Sciences, 2008, 105 (37): 14222-14227.

［2］GERVAIN J, BEREN TI, WERKER JF. Binding at birth: The newborn brain detects identity relations and sequential position inspeech. Journal of Cognitive Neuroscience, 2012, 24 (3): 564-574.

［3］FERRY AL, FL A, BRUSIN IP. On the edge of language acquisition: inherentconstraints on encoding multisyllabic sequences in the neonate brain. Developmental Science, 2016, 19 (3): 488-503.

［4］TEINONEN T, FELLMAN V, NTNEN R. Statistical language learning in neonates revealed by event-related potentials. BMC Neuroscience, 2009, 10 (1): 21.

［5］WENRICHKA, DAVIDSONLS, UCHANSKIRM. Segmental and suprasegmental percep-
tion in Children using hearing aids. Journal of the American Academy of Audiology, 2017,
28 (10): 901-912.

［6］MARKLUN DE, LACERDA F, SCHWARZI C. Using rotated speech to approximate the
acoustic mismatch negativity response to speech. Brain and Language, 2018, 176: 26-35.

［7］SAARIKIVI K, PUTKINEN V, TERVANIEMI M. Cognitive flexibility modulates matura-
tion and music-training-related changes in neural sound discrimination. European Journal
of Neuroscience, 2016, 44: 1815-1825.

［8］MOON C, COOPERR P, FIFER WP. Two-day-olds prefer their native language. Infant
Behavior and Development, 1993, 16: 495-500.

［9］PEÑA M, MAKI A, KOVACI CD. Sounds and silence: an optical topography study of
language recognition at birth. Proceedings of the National Academy of Sciences, 2003,
100 (20): 11702-11705.

［10］PAQUETT EN, LASSOND EM, VANNASIN GP. Developmental patterns of expressive
language hemispheric lateralization in children, adolescents and adults using functional
near-infrared spectroscopy. Neuropsychologia, 2015, 68: 117-125.

［11］MINAGAWA-KAWAI Y, LELY H, RAMU SF. Optical Brain Imaging Reveals General
Auditory and Language-Specific Processing in Early Infant Development. Cerebral
Cortex, 2011, 21 (2): 254-261.

［12］ALAMI AA, SOLOPCHU KO, D'AUSILIO A. Disruption of Broca's Area Alters Higher-
order Chunking Processing during Perceptual Sequence Learning. Journal of Cognitive
Neuroscience, 2016, 28 (3): 402-417.

［13］UDDÉN J, INGVAR M, HAGOOR TP. Broca's region: A causal role in implicit
processing of grammars with crossed non-adjacent dependencies. Cognition, 2017, 164:
188-198.

［14］BINDERJR. Current Controversies on Wernicke's Area and its Role in Language. Current
Neurology and Neuroscience Reports, 2017, 17 (8): 58.

［15］VANNASIN GP, FLORE AO, GONZÁLEZ-FRANKENBERGE RB. Distinct hemi-
spheric specializations for native and non-native languages in one-day-old newborns
identified by fNIRS. Neuropsychologia, 2016, 84: 63-69.

［16］ZHAN GD, CHEN Y, HOU X. Near-infrared spectroscopy reveals neural perception of
vocal emotions in human neonates. Human Brain Mapping, 2019, 40 (8): 2434-2448.

［17］ABBOU BN, NAZZI T, GERVAI NJ. Prosodic grouping at birth. Brain and Language,
2016, 162: 46-59.

［18］GÓMEZ DM, BEREN TI, BENAVIDES-VAREL AS. Language universals at birth.
Proceedings of the National Academy of Sciences, 2014, 111 (16): 5837-5841.

［19］KUD ON, NONAK AY, MIZUN ON. On-line statisticalsegmentation of a non-speech
auditory streamin neonates as demonstrated by event-related brain potentials. Develop-

mental Science, 2011, 14 (5): 1100-1106.

［20］ARIMITSU T, UCHIDA-OTA M, Yagihashi T. Functional hemispheric specialization in processing phonemic and prosodic auditory changes in neonates. Frontiers in Psychology, 2011, 2: 202.

［21］CARLIER-TORRESME M, HARMONY T, RICARDO-GARCELL J. The hemodynamic response to acoustically modified syllables in premature and full term newborn infants acquired by near infrared spectroscopy. Acta Colombiana de Psicología, 2014, 17 (2): 13-21.

［22］MAHMOUDZADEH M, DEHAENE-LAMBERTZ G, Fournier M. Syllabic discrimination in premature human infants prior to complete formation of cortical layers. Proceedings of the National Academy of Sciences, 2013, 110 (12): 4846-4851.

［23］MAHMOUDZADEH M, WALLOI SF, KONGOLO G. Functional Maps at the Onset of Auditory Inputs in Very Early Preterm Human Neonates. Cerebral Cortex, 2017, 27 (4): 2500-2512.

［24］SAMBETH A, PAKARINEN S, RUOHI OK. Change detection in newborns using a multiple deviant paradigm: A study using magnetoencephalography. Clinical Neurophysiology, 2009, 120 (3): 530-538.

［25］SATO H, HIRABAYASHI Y, TSUBOKURA H. Cerebral hemodynamics in newborn infants exposed to speech sounds: A whole-head optical topography study. Human Brain Mapping, 2012, 33 (9): 2092-2103.

第二节　与新生儿脑事件相关电位的联合监测

　　脑的皮层发育从胎儿起到出生后是不断发育、完善的过程,由于多种高危因素会干扰这一发育过程,影响小儿认知、学习、记忆和社会活动能力,因此人们不断探讨有效的检查方法,评价发育中的脑皮层功能。事件相关电位(ERP)是探索大脑功能的方法之一。新生儿由于无法配合测试者完成测试任务,故ERP研究受到一定限制。虽然有个别视觉刺激相关的ERP研究,但由于新生儿生后20小时以上时间均处于睡眠期,因此上述测试很难在新生儿顺利进行,也很难获得较大的样本量。触觉、疼痛和听觉ERP的研究,尤其是听觉ERP研究则相对较多。这是因为人类的听觉神经传导通路在胎儿后期已经开始发育,出生时已经发育成熟。

　　新生儿听觉事件相关电位(auditory event-related potential, AERP)是指给予新生儿被动听取不同的声音后,由大脑皮层特定区域产生的,与声音刺激有相对固定时间间隔和特定位相的生物电反应。与听觉诱发电位不同的是,事件相关电位中应用的声音刺激往往带有情感或情绪因素,如母亲的声音、快乐与悲伤的声音等,这样,当受试者的某种心理因素出现变化时,脑区也会产生相应的电反应,即认知反应电位。Jaana A 等人给予围产期脑损伤的足月儿新生儿,以 500Hz 的乐音作为标准刺激,750Hz 作为偏差刺激行听觉事件相关电位检查,发现围产期脑损伤会影响皮层听觉处理功能。Maitre 等人的研究表明,对早产儿而言,声音刺激开始后 250~400ms 产生的 AERP 振幅与其认知功能预后显著相关。

多项研究表明,NIRS 和 ERP 分别监测,均能对刺激后的脑反应提供量化信息,但各有其利弊。其中 NIRS 的空间分辨率相对较高,但时间分辨率欠理想;而 ERP 则不同,有很好的时间分辨率,但空间分辨率欠理想。其中 NIRS 提供的是脑皮层血流动力学变化的信息,反映了刺激后脑血流的变化;而 ERP 提供了脑电生理的变化,反映了刺激后神经元的兴奋性和神经通路的传导。但在同样的刺激模式下,这两种量化的脑功能评价技术所获得结果往往并不一致。

有课题组用 NIRS 研究了对新生儿针刺采足跟血及静脉穿刺这种疼痛刺激后,脑躯体感觉皮层的血流动力学变化。发现新生儿对疼痛刺激的反应性从胎龄 25 周即开始,随着胎龄增加越发明显。在同样的胎龄中,睡眠中的新生儿在刺激后血流动力学变化更小。但与血流动力学反应不同,新生儿在疼痛刺激后 ERP 波则出现得晚,仅开始从 37 周龄开始出现,并且疼痛刺激和抚触刺激产生的波并不一致,其中在疼痛刺激后,产生的波是 N3P3;在抚触刺激后,产生的波是 N2P2。此外,与 NIRS 监测的血流动力学变化相反,睡眠中的新生儿在抚触刺激后 N2P2 波幅更高,而疼痛刺激后 ERP 的 N3P3 波幅则与睡眠状态无关。

为了更好地深入研究新生儿大脑在触觉和疼痛刺激下的脑反应性,下述病例综合 NIRS 和 ERP 这两种手段,同时监测新生儿在抚触及疼痛刺激(针刺采足跟血)后的脑反应性。

结果显示,有 64% 的新生儿可同时通过 NIRS 和 ERP 两种手段,分别监测到脑血流动力学变化和脑电生理改变。NIRS 表现为疼痛刺激引起的局部躯体感觉皮层氧合血红蛋白浓度(HbO_2)明显增高,增幅是抚触组的 10 倍;同期 ERP 监测到 N3P3 波。但有 36% 的新生儿在疼痛刺激后 NIRS 和 ERP 并未同时发生改变甚至无改变。因此,尽管新生儿在疼痛刺激后发生了脑血流动力学和脑电生理变化,但仍存在明显的个体差异。综合脑功能监测的多模态方法可能帮助临床更深刻地了解大脑在处理外界刺激后的脑反应性。

上述例子虽然通过 ERP 和 NIRS 的同时监测,研究了疼痛刺激后脑血流动力学变化和脑电生理改变,但并未在脑的相关脑区进行功能定位。为进一步研究大脑皮层不同脑区在刺激后的血流动力学改变,本课题组通过 NIRS 研究了正常足月新生儿在听到不同的情绪性语音刺激(包括正性、负性和中性的情绪性语音)后不同脑区的定位,其中正性情绪是快乐情绪,负性情绪性语音进一步分为恐惧、生气两种。为了更多的覆盖脑不同的功能区,NIRS 共使用 8 个光源和 8 个探测器,每个光源和探测器的间距 ≤ 3cm,其中光源和探测器的布局按照 EEG 国际标准 10-20 导联分布布局,分别位于左右额叶、左右颞中叶、左右顶叶。探测器和光源间共形成 20 个记录通道,左右大脑半球各 10 个(图 5-2-1)。

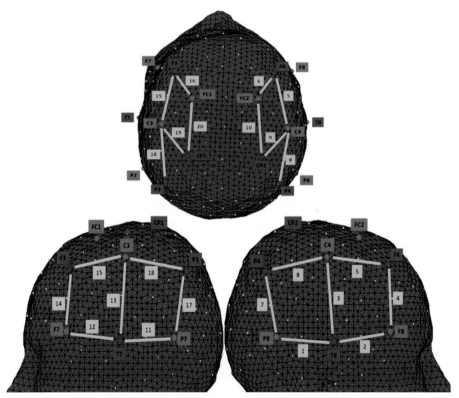

图 5-2-1　EEG 国际标准 10-20 导联分布布局
红色表示光源,粉色表示探测器,绿色表示记录通道

监测开始前,在新生儿的头上戴上专门设计好的新生儿检测帽,以确保检测光源的探头与头皮之间的光学接触(图 5-2-2)。

结果表明,新生儿在听到不同情绪性语音后,通道 1(右颞中回及颞上回)和通道 8(右侧顶叶的缘上回)脑氧合血红蛋白浓度的变化明显高于其他脑区,差异有统计学意义。说明新生儿出生后的这两部分脑区具有分辨不同情绪性语音的能力(表 5-2-1)。其中在通道 1 中,即在右侧颞中回和颞上回脑区部位,新生儿在快乐语音刺激时氧合血红蛋白浓度变化量明显高于中性情绪语音刺激,差异有统计学意义($P=0.04<0.05$)。恐惧性和生气语音刺激时氧合血红蛋白浓度变化亦高于中性情绪刺激,弱于快乐情绪刺激,其差异无统计学意义。在通道 8 中,即在右侧顶叶的缘上回部位,新生儿对情绪性语音分辨的情况和通道 1 表现类似。在接受恐惧、生气、快乐和中性情绪的刺激后,对快乐情绪的分辨能力最强。

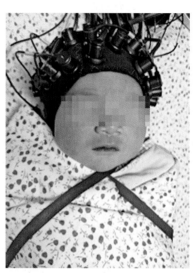

图 5-2-2　新生儿检测帽的使用方法

综上所言,给予新生儿听觉、触觉、疼痛刺激后,其脑电生理和脑血流动力学的改变可通过 NIRS 和 ERP 分别监测,其中 NIRS 能对不同脑功能区进行定位,ERP 则能提供刺激后神经元的兴奋性和神经通路的传导信息。因此,在临床工作中,综合应用多种监测手段,可更好的识别新生儿脑电生理和血流动力学改变,进一步通过联合监测脑损伤新生儿,来判断病情严重程度、对后期智力发展进行预测,从而为新生儿制定有针对性的神经发育管理模式及减少可能出现的神经功能缺陷提供进一步的科学依据。

表 5-2-1　足月新生儿在不同情绪声音刺激后氧合血红蛋白浓度变化的显著性

通道	对应光源和探测器	覆盖脑区	P
1	T8-P8	右颞中回及颞上回	0.040
2	T8-F8	右颞中回	0.087
3	T8-C4	右缘上回	0.356
4	F4-F8	右背外侧前额叶皮质和额下回三角部	0.325

续表

通道	对应光源和探测器	覆盖脑区	P
5	F4-C4	右额叶眼动区、前运动皮层和辅助运动皮层、背外侧前额叶皮层	0.822
6	F4-FC2	右额叶眼动区	0.084
7	P4-P8	右角回	0.536
8	P4-C4	右缘上回	0.045
9	CP2-C4	右侧初级体感觉皮层	0.531
10	CP2-FC2	右侧前运动皮层和辅助运动皮层	0.789
11	T7-P7	左颞中回和颞上回	0.309
12	T7-F7	左颞中回	0.778
13	T7-C3	左缘上回	0.723
14	F3-F7	左背外侧前额叶皮质和额下回三角部	0.196
15	F3-C3	左额叶眼动区、前运动和辅助运动皮层和背外侧前额叶皮层	0.605
16	F3-FC1	左额叶眼动区	0.246
17	P3-P7	左侧角回	0.577
18	P3-C3	左缘上回	0.754
19	CP1-C3	左缘上回	0.629
20	CP1-FC1	左侧前运动皮层和辅助运动皮层	0.461

（刘亚男　侯新琳）

参考文献

［1］JAANA AL, EINO P, ELENA K, et al. Perinatal cerebral insults alter auditory event-related potentials. Early Human Development, 2011, 87 (2): 89-95.

［2］NATHALIE LM, WARREN EL, JUDY LA, et al. Cortical speech sound differentiation in the neonatal intensive care unit predicts cognitive and language development in the first 2 years of life. Developmental Medicine & Child Neurology, 2013, 55 (9): 834-839.

［3］ZHANG DD, LIU YZ, HOU XL, et al. Discrimination of fearful and angry emotional voices in sleeping human neonates: a study of the mismatch brain responses. Frontiers in Behavioral Neuroscience, 2014, 12: 1-10.

第三节　漫射相关光谱技术在新生儿监测领域中的应用

一、脑血流无损监测的意义和技术手段

脑是人体代谢率最高的器官。人脑仅占体重的 3% 左右,却消耗了 25%~30% 的氧。由于脑组织自身并无能量储备,稳定充足的血流灌注对脑功能的正常发挥是极其重要的。脑血管自主调节(cerebral autoregulation,CA)是维持脑部血流灌注的重要机制。它通过复杂的代谢性、化学性、神经源性及血管压力系统对脑血流进行自主调节,以保证稳定的血液灌注。研究表明,在围产期窒息等多种病理状态下,脑血管自动调节功能的完整性会受到影响,从而导致脑缺血或过度充血。损害性脑灌注下的神经元供氧异常和代谢障碍是导致中枢神经疾病恶化的重要病理生理因素。因此脑血流的测量对于预防和减少中重症新生儿脑损伤具有重要的意义。

脑血流的床边监测可以选用的技术手段非常有限。经颅多普勒(transcranial doppler,TCD)利用超声的多普勒效应来检测颅内脑底主要动脉的血流速度。在假定动脉血管直径不变的前提下,其结果可以等同为血流通量的测量。经颅多普勒超声具有安全便捷等优点,但是其临床使用存在着很多问题:由于颅骨能阻碍超声波的穿透,超声传感器通常需要放置在颅骨薄弱部位(例如太阳穴)并要保证波束以特定角度对准脑底动脉。因此测量多是短时性的,通常不会持续 15 分钟以上。与经颅多普勒相比,近红外光谱技术所用的探头小巧并可以贴附在头皮上,因此更适合长时间连续监测。传统的近红外光谱(NIRS)技术并不能导出血流通量或者血流速度,但是可以测量脑氧饱和度和差分血红蛋白浓度(氧合血红蛋白与还原血红蛋白浓度的差值,$HbD=HbO_2-Hb$)。这两个参数与脑血流有很大的关联性,在一定程度上可以作为脑血流的替代指标。过去十多年中,有大量脑血管自主调节的研究都采用了近红外光谱技术,并在此基础上发展出了滑动窗相关,传递函数和小波变换等诸多分析方法。

二、漫射相关光谱技术原理与验证

漫射相关光谱（DCS）是近年发展起来的测量组织内血流速的一项新技术。该技术与传统的近红外光谱技术有一定相似性，即都利用近红外光作为测量手段。两者的区别是近红外光谱技术利用光强变化测量组织的吸收和散射系数，进而计算区域组织的血红蛋白浓度和氧饱和度；而 DCS 则是利用时间自相关技术来描述光场的变化。自相关是指一个信号与其自身在不同时间点的互相关，通常可以表述为两次观察的时间差 τ 的函数。自相关函数随着 τ 的衰减可以反映出信号本身的改变速率。对于组织漫射光场而言，血管中的红细胞是变化最快的散射子。如图 5-3-1 所示，红细胞的扩散速率越高（血流速快），自相关函数随着 τ 的下降斜率就越大。因此通过测量漫射光场在微秒级别上的自相关函数并拟合其下降斜率，可以估算出红细胞在血管内的扩散运动（即血流速）。DCS 测量需要使用长相干（>5m）激光作为光源和灵敏度较高的单光子计数器作为探测器，硬件成本相对较高。

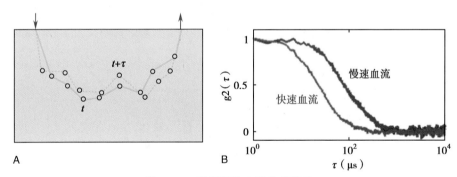

图 5-3-1　漫射相关光谱技术原理
A. 在 t 和 $t+\tau$ 两个时间点上发射出的光子在散射介质中的传播轨迹对比，当时间差比较小时，两条传播轨迹的差异主要是由运动的红细胞引起的；B. 漫射光强度自相关函数，$g2(\tau)$，与血液流速的对应关系

在过去二十多年的发展历程中，DCS 技术分别与多种已有的技术模式在动物和人体实验中进行过交互验证。这其中包括激光多普勒（laser doppler flowmetry，LDF）、超声多普勒、动脉自旋标记磁共振（arterial-spin labeled MRI，ASL-MRI）等。例如在最近的一项研究中，Bangalore-Yogananda 等人利用超声多普勒和 DCS 系统同时测量了握力计握持实验中的前臂血流变化。实验中 DCS 探头被固定于前臂的屈指深肌上方，而供应前臂的动脉血流则由超

声多普勒在上臂处测得(图 5-3-2)。在周期性的抓紧 - 放松过程中,超声多普勒和 DCS 得到的健康志愿者前臂屈肌的血流变化呈现了高度的一致性(R=0.98 ± 0.02)。需要注意的是,在实验结束后的恢复阶段,DCS 得到的血流指数恢复速度要大大快于超声多普勒的结果。这得益于 DCS 能够直接测量屈指深肌处的区域血流,而超声多普勒更多反映的是前臂的全局性血流状况。

三、漫射相关光谱与传统近红外光谱技术的整合

由于传统近红外光谱和漫射光相关谱的相似性,将两者相结合可以在不显著提高硬件成本的前提下获得更加全面、综合的组织内血流动力学信息。具体来讲,近红外光谱提供的是组织内的血氧结合信息,而漫射光相关谱反映的是血流灌注情况。在这些参数能够被同时测量的情况下,区域组织内的氧代谢速率(metabolic rate of O_2, MRO_2)变化可以通过以下公式估计(5-1):

$$rMRO_2 = \left[1+rBF \right] \cdot \left[1+\frac{\Delta Hb}{Hb_{bl}} \right] \cdot \left[1+\frac{\Delta HbT}{HbT_{bl}} \right]^{-1} \quad (公式 5-1)$$

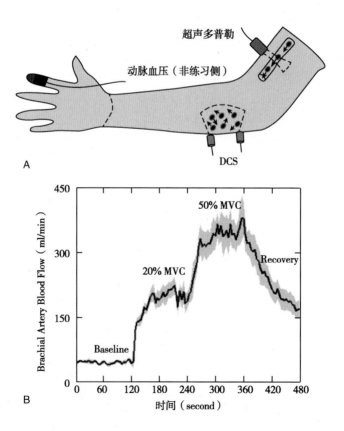

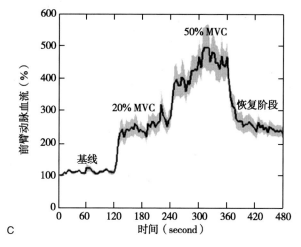

图 5-3-2　漫射相关光谱技术测量前臂的屈指深肌血流
实验中受试者周期性地抓紧 - 放松握力计,强度依次为 20% 和
50% 最大自主收缩力(maximum voluntary contraction, MVC)。每
个阶段持续两分钟。A. DCS 探头被固定于前臂的屈指深肌上方
并直接测量肌肉内的区域血流指数,超声传感器被固定于上臂以
测量肱动脉内的血流速度;B. 超声多普勒测得的肱动脉血流速变
化;C. 漫射光相关谱测得的屈指深肌血流变化

该公式中 $rMRO_2 = MRO_2(t)/MRO_2(t_0)$ 代表的是相对于初始值的氧代谢
速率,$rBF = BF(t)/BF(t_0)$ 代表的是相对于初始值的血流变化,ΔHb 和 ΔHbT
分别代表了还原血红蛋白和总血红蛋白($HbT = HbO_2 + Hb$)的浓度变化。该公
式中 rBF 由 DCS 技术测得;ΔHb 和 ΔHbT 由 NIRS 技术测得;Hb_{bl} 和 HbT_{bl}
是组织内还原血红蛋白和总血红蛋白的基础浓度,通常可以直接假定为常数。

由于空间分辨近红外光谱技术(SRS)可以估算组织血氧饱和度,以上公
式也可以另外表达为(5-2):

$$rMRO_2 = rBF \cdot \left[\frac{S_aO_2 - S_tO_2}{S_aO_{2,bl} - S_tO_{2,bl}}\right] \approx rBF \cdot \left[\frac{1 - S_tO_2}{1 - S_tO_{2,bl}}\right] \quad (公式 5-2)$$

该公式中 S_aO_2($S_aO_2 \approx 1$)和 S_tO_2 分别代表了动脉血氧饱和度和组织血氧
饱和度。

在技术发展的初期,DCS 系统主要是各个实验室(比如美国宾夕法尼亚大
学、哈佛大学麻省总医院和肯塔基大学)自行组建与验证。近年来,MetaOx 系
列已经采用了 NIRS 和 DCS 相结合的技术,可以提供单通道的 DCS 测量(8 个
独立检测器)和四通道的 NIRS 测量,能够同时满足成人和婴幼儿的监测需求。

四、DCS 在新生儿监护中的应用

由于脑血流监测在临床上的重要意义,DCS 自诞生之初便被尝试应用到各类手术室和重症监护室之中。应用范围涵盖了从婴幼儿直至中老年患者。在成年人中应用主要集中在麻醉、脑创伤、卒中和睡眠呼吸暂停等疾病,在此不赘述。

DCS 在新生儿和早产儿监护上的应用则更多。在患有严重先天性心脏病的新生儿和儿童中,脑室周围白质软化(periventricular leukomalacia,PVL)是最主要的脑损伤形式。美国宾夕法尼亚大学和费城儿童医院的合作小组很早就开展了利用 NIRS 和 DCS 联合监测这类患者的研究,以期能够深入理解持续性的缺氧缺血是如何导致脑室周围白质软化产生的。例如在对单心室缺陷患者和双心室缺陷患者的对比中,他们发现单心室缺陷患者在手术后脑氧代谢率有明显的下降,而双心室缺陷患者则无明显变化。由于脑氧代谢率必须由 NIRS 和 DCS 联合测得,此类发现很好地诠释了双模态近红外技术的重要性。在最新的研究中,该小组已经能够利用 DCS 系统对患者进行从术前、术中到术后长达数小时的连续监测,其结果与经颅多普勒的数据有很好的一致性。

早产儿也是一个容易发生脑损伤的群体,主要包括脑室周围白质软化(PVL)、脑室周围出血 / 脑室内出血(periventricular/intraventricular hemorrhage,PVH/IVH)及出血后脑积水等。近年来随着早产儿发生率的逐渐上升以及存活率的显著提高,早产儿脑病的发生率也随之增加并已经成为新生儿科的重要问题。美国哈佛大学麻省总医院的研究小组自 2008 年以来利用频域近红外光谱(FD-NIRS)和 DCS 技术跟踪监测了健康早产儿的脑部血氧代谢状况,并同足月儿组进行了对比。他们的早期结果表明,与传统 NIRS 相比,DCS 测得的脑血流和脑氧代谢率参数能更准确反映早产儿的脑部发育状况。在后续的研究中,他们发现不同脑区的血氧代谢状况存在明显差异:顶叶和颞叶区域的血氧代谢水平显著高于额叶区域,与此同时右脑半球的血氧代谢水平要高于左脑半球。这些差异随着年龄的增加而越发明显,很可能反映了早产儿脑部功能发育并逐渐区域化的过程。类似结果在他们最新的报道中再次得到了验证。

DCS 技术在新生儿缺氧缺血性脑病(HIE)中也有应用。低温治疗(hypo-thermica therapy)对中重症 HIE 患儿有较高的安全性,可以降低病死率并显著改善幸存儿的神经系统预后。美国哈佛大学麻省总医院 2014 年的研究表明，低温治疗过程可以显著降低患儿的脑血流灌注和脑氧代谢率。与此同时，患儿的脑血容积和氧饱和度相对提升，从而起到了对脑组织的保护作用。

五、总结

DCS 技术可以认为是传统近红外光谱技术的一个新分支。由于依旧采用近红外光作为测量手段，DCS 继承了传统近红外光谱技术的低成本、便携性特点。这两种技术的结合能够非常详细地描述出组织内的血流动力学过程，因此有着非常广阔的应用前景。需要指出的是，DCS 技术需要使用长相干激光作为光源，因此在初期一直存在人体安全性的顾虑。从近些年的实践来看，该技术的安全性是可以得到保障的；相关的长时间连续监测研究也越来越多。相信在不久的将来，该技术可以转化为一种标准的临床监护手段。

（田丰华）

参考文献

[1] PETERSON EC, WANG Z, BRITZ G. Regulation of cerebral blood flow. International Journal of Vascular Medicine, 2011, 2011: 823525.

[2] KOLLER A, TOTH P. Contribution of flow-dependent vasomotor mechanisms to the auto-regulation of cerebral blood flow. Journal of Vascular Research, 2012, 49 (5): 375-389.

[3] CAICEDO A, DE SD, NAULAERS G, et al. Cerebral tissue oxygenation and regional oxygen saturation can be used to study cerebral autoregulation in prematurely born infants. Pediatric Research, 2011, 69: 548-553.

[4] SOUL JS, HAMMER PE, TSUJI M, et al. Fluctuating pressure-passivity is common in the cerebral circulation of sick premature infants. Pediatr Res, 2007, 61 (4): 467-473.

[5] GILMORE MM, STONE BS, SHEPARD JA, et al. Relationship between cerebrovascular dysautoregulation and arterial blood pressure in the premature infant. Journal of Perina-tology, 2011, 31: 722-729.

[6] ZHANG R, ZUCKERMAN JH, GILLER CA, et al. Transfer function analysis of dynamic cerebral autoregulation in humans. Am J Physiol, 1998, 274: H233-H241.

[7] TIAN F, TARUMI T, LIU H, et al. Wavelet Coherence Analysis of Dynamic Cerebral Autoregulation in Neonatal Hypoxic-Ischemic Encephalopathy. Neuroimage Clinical, 2016, 11: 124-132.

[8] DURDURANA T, YODH AG. Diffuse correlation spectroscopy for non-invasive, micro-vascular cerebral blood flow measurement. Neuroimage, 2014, 85 (1): 51-63.

［9］ YU G. Diffuse correlation spectroscopy (DCS): a diagnostic tool for assessing tissue blood flow in vascular-related diseases and therapies. Current Medical Imaging, 2012, 8 (3): 194-210.

［10］ DURDURAN T. Non-invasive measurements of tissue hemodynamics with hybrid diffuse optical methods. Med. Phys, 2004, 31: 2178.

［11］ BUCKLEY EM, COOK NM, DURDURAN T, et al. Cerebral hemodynamics in preterm infants during positional intervention measured with diffuse correlation spectroscopy and transcranial Doppler ultrasound. Optics Express, 2009, 17: 12571-12581.

［12］ DURDURAN T, YU G, BURNETT MG, et al. Diffuse optical measurements of blood flow, blood oxygenation and metabolism in human brain during sensorimotor cortex activation. Optics Letters, 2004, 29: 1766-1768.

［13］ BANGALORE-YOGANANDA CG, ROSENBERRY R, SAGAR S, et al. Concurrent measurement of skeletal muscle blood flow during exercise with diffuse correlation spectroscopy and Doppler ultrasound. Biomedical Optics Express, 2017, 9 (1): 131-141.

［14］ BOAS DA, STRANGMAN G, CULVER JP, et al. Can the cerebral metabolic rate of oxygen be estimated with near-infrared spectroscopy？Physics in Medicine and Biology, 2003, 48 (15): 2405-2418.

［15］ DURDURAN T, ZHOU C, BUCKLEY EM, et al. Optical measurement of cerebral hemodynamics and oxygen metabolism in neonates with congenital heart defects. Journal of Biomedical Optics, 2010, 15 (3): 037004.

［16］ BUCKLEY EM, LYNCH JM, GOFF DA, et al. Early postoperative changes in cerebral oxygen metabolism following neonatal cardiac surgery: effects of surgical duration. Journal of Thoracic and Cardiovascular Surgery, 2013, 145: 196-205.

［17］ BUSCH DR, RUSIN CG, MILLER-HANCE W, et al. Continuous cerebral hemodynamic measurement during deep hypothermic circulatory arrest. Biomedical Optics Express, 2016, 7 (9): 3461-3470.

［18］ ROCHE-LABARBE N, FENOGLIO A, AGGARWAL A, et al. Near-infrared spectroscopy assessment of cerebral oxygen metabolism in the developing premature brain. Journal of Cerebral Blood Flow and Metabolism, 2012, 32: 481-488.

［19］ LIN PY, ROCHE-LABARBE N, DEHAES M, et al. Regional and hemispheric asymmetries of cerebral hemodynamic and oxygen metabolism in newborns. Cerebral Cortex, 2013, 23 (2): 339-348.

［20］ FARZAM P, BUCKLEY EM, LIN P-Y, et al. Shedding light on the neonatal brain: probing cerebral hemodynamics by diffuse optical spectroscopic methods. Scientific Reports, 2018, 8: 6007.

［21］ DEHAES M, AGGARWAL A, LIN PY, et al. Cerebral oxygen metabolism in neonatal hypoxic ischemic encephalopathy during and after therapeutic hypothermia. Journal of Cerebral Blood Flow and Metabolism, 2014, 34 (1): 87-94.

第四节　与其他脑监测技术的联合应用

随着围产医学和新生儿重症监护水平的不断提高,新生儿病死率逐年下降,但由于存活下来的危重新生儿均是发生脑损伤的高危人群,新生儿神经系统后遗症发生率并无显著降低,病情严重者会遗留脑性瘫痪、癫痫和视听功能损害等神经伤残。英国流行病学研究显示,2010—2015 年新生儿脑损伤发生率为 4.97‰~5.32‰;在我国,每年约有 30 万新生儿因围产期病因造成脑损伤。足月儿最常见的是缺氧缺血性脑损伤,有报道发病率可高达 6‰,存活者中 25% 可能留有神经系统后遗症,给家庭及社会带来沉重负担。

新生儿脑是发育中的脑,同时具有易损性和可塑性的特点。比如对于缺氧缺血性脑损伤的足月新生儿,如能及时识别并积极治疗,40% 的新生儿的神经发育能够达到正常水平。因此,积极评价病情,早期发现脑损伤,治疗关口前移,及时给予有针对性的治疗,对改善神经发育预后至关重要。

但在实际临床工作中,新生儿脑损伤早期的临床表现并不典型,仅凭临床医生的床旁观察很难在第一时间对患儿是否存在脑损伤和损伤程度进行判断,可能错过重要的治疗时间窗。很多早产儿,甚至是足月儿,发生脑损伤如颅内出血,直到出现脑积水的并发症才被发现。需要综合各种辅助检查,从脑结构、脑电生理、脑氧和代谢多角度协助客观评价新生儿脑功能来发现脑损伤。因此联合现有无创脑功能监护技术,寻找行之有效的在脑损伤不同时期具有较好的敏感度和特异度的监测指标,早期识别新生儿脑损伤,以早期治疗改善新生儿的预后,是临床目前迫切需要解决的问题。

自 2008 年以来,国内外专家已提出新生儿神经重症监护单元(NNICU)概念,用于监护有脑损伤高危因素的新生儿,以期及时早期诊断脑损伤,减少神经伤残、改善预后。NNICU 常用的检测技术包括视频脑电图、振幅整合脑电图(aEEG)、颅脑影像(包括颅脑 MRI 和超声)、近红外光谱(NIRS)监测、经颅多普勒超声(TCD)、诱发电位等。这些监测技术的联合应用,甚至在可预见的未来实现仪器的整合,可提高脑损伤诊断的准确性,并可帮助临床早期预测预后。

1. **影像**　已有文献表明，HIE 患儿生后 7~10 天的头颅 MRI 与神经发育远期预后相关性密切，一般认为是脑损伤早期用于神经发育预后评价的金标准。但 MRI 检查相对要求高，需要镇静，且不能床边开展，往往需等待患儿生命体征稳定时才可进行，所以床旁头颅超声的多次检查，对于动态评价患儿脑结构的变化就至关重要。如对于脑损伤新生儿，从损伤早期的水肿、出血等，到疾病恢复过程中的水肿好转、出血吸收，直至最终液化等改变，可每周进行床旁复查动态观察。此外，头颅超声对钙化灶的显示要优于 MRI。但是，头颅超声对于脑的周边部位，比如蛛网膜下腔出血、硬膜下出血，由于声窗范围所限，显示不清。此外对于脑沟回的发育、皮层下白质的损伤、后颅窝的病变，不如 MRI 清晰。因此，对于脑结构的评估，可先行床旁超声检查，必要时进一步行 MRI 检查。

2. **脑电生理和脑氧监测**　从疾病的病理生理角度而言，损伤开始后，首先出现的是脑氧的改变，同期是脑血流动力学变化，其后是脑功能的改变，最后才是脑结构的改变。因此，对于脑氧的监测、脑血流动力学和脑功能的监测，临床极为关键。如果及时发现异常，并采取有针对性的治疗，是有可能减少甚至逆转脑结构损伤的发生的。

国内外用 NIRS 监测脑氧联合 aEEG 监测脑功能方面，做了一系列的研究。NIRS 反映脑组织的氧供应和氧利用水平的平衡，代表脑组织氧的代谢水平；aEEG 作为目前最常用的床旁无创脑监测技术，用于评估新生儿的脑电活动，并已证实其对于新生儿脑发育、脑损伤及神经发育预后都有一定的评价及预测价值。这两种脑功能监测技术的整合则能有助于我们整体评价新生儿脑的氧供应、氧利用及皮层活动，从而为脑损伤患儿的预后提供早期预测指标。

本课题组首先做了相关动物实验，如本书的第二章第三节所示，制备新生猪缺氧缺血模型。当吸入低浓度氧以后，脑 rSO_2 均迅速降低（图 5-4-1）。以 rSO_2 为缺氧缺血的指标进行分组，分为严重缺氧 $rSO_2 < 30\%$，中度缺氧 $rSO_2 30\%~35\%$，轻度缺氧 $rSO_2 35\%~40\%$ 和轻微缺氧 $rSO_2 40\%~50\%$ 四组，在缺氧缺血的 30 分钟时间内，同时检测 aEEG，结果显示，在 rSO_2 下降至 35%~40% 和 40%~50% 两组，缺氧缺血过程中，aEEG 没有明显改变。当 rSO_2 下降至 30%~35% 时，缺氧缺血过程中，aEEG 振幅改变，表现为上下边界均降低，但缺氧后可恢复。当 rSO_2 下降至 <30% 时，大约在缺氧 15 分钟左右，aEEG 表现为振幅持续低电压，即便在缺氧缺血结束，恢复 40% 的氧供后，aEEG 大约在

60 分钟后振幅逐渐恢复。新生猪的动物实验的结果显示,脑 rSO_2 对缺氧非常敏感,而 aEEG 对轻度缺氧并不敏感;但 aEEG 在缺氧过程及与缺氧后 3 小时,与吸入氧浓度相关性好,并且与脑组织海马区的病理改变相关。因此结合脑 rSO_2 和 aEEG,既能及时发现脑组织的缺氧,也能对缺氧造成的脑功能改变及继之发生的脑结构的损伤,做出及时的判断。两者联合的应用,更有优势发现脑损伤及预测预后。

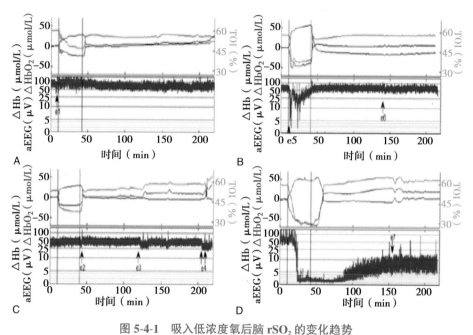

图 5-4-1 吸入低浓度氧后脑 rSO_2 的变化趋势

A. rSO_2 40%~50%;B. rSO_2 35%~40%;C. rSO_2 30%~35%;D. rSO_2<30%。粉色线为脑 TOI,即脑 rSO_2,第一根红色竖线为缺氧开始,第二根红色竖线为缺氧结束

临床中,在产房复苏中的 NIRS 与 aEEG 的联合应用,能帮助临床判别新生儿在宫内 - 宫外环境的巨大变化时,是否出现脑组织的缺氧及脑功能的变化,以便及时处理,减少脑损伤的发生。Tamussino A 等人在产房中对新生儿生后 15 分钟内连续同步监测脉搏氧饱和度(SpO_2)、脑氧饱和度(rSO_2)及 aEEG,发现生后 4 分钟内即出现 aEEG 异常(最大振幅<10μV 或最小振幅<5μV)的新生儿,SpO_2 在生后 8 分钟恢复正常,rSO_2 的在生后 11 分钟恢复正常,aEEG 在生后 11 分钟同步恢复了正常。因此,即便临床常规监测的 SpO_2 在正常范围,新生儿依然可能存在脑组织的缺氧和脑电图的改变,需联合应用 NIRS 及 aEEG 在产房内对新生儿进行监测,来及时发现脑组织缺氧。

本课题组对目前国际上发表的有限几篇联合应用 aEEG 及 NIRS 对 HIE 新生儿进行连续监测的文献数据进行了荟萃分析,其中异质性较小的是 Goeral K 及 Lemmers P 等人的两项研究,探究了联合应用 aEEG 及 NIRS 对经亚低温治疗的 HIE 新生儿神经发育预后的预测价值。分析发现 24 小时内 aEEG 背景异常对于经亚低温治疗的 HIE 患儿神经发育预后预测价值大于 NIRS,生后 24~36 小时 NIRS 的预后预测价值大于 aEEG,而生后 36 小时内将两者参数联合应用对于患儿神经发育预后预测价值始终最大。

3. **脑血流动力学**　经颅多普勒超声(TCD)是临床应用最广泛的脑血流动力学监测方法。主要检测指标包括血流速度,反映脑动脉管腔大小及血流量;脉冲指数反映脑血管外周阻力的大小,此值越大,脑血管外周阻力越大,反之则阻力越小。近年 TCD 在儿科的应用主要是将其作为脑死亡的评价指标。

对于新生儿脑血流动力学的检测时通过彩色多普勒超声进行的,经新生儿囟门扫描,主要检测大脑前动脉、大脑中动脉、大脑后动脉,以及大脑前、中、后动脉间交通支组成的 Willis 环。用于检测新生儿血流动力学的改变。当收缩期流速(Vs)数值减低,意味收缩期流速减慢,脑血灌注由此而降低,多发生在休克、低血压、心功能减低时;而收缩期流速异常增高,阻力指数增高,提示血管狭窄或处于痉挛状态,常见于缺氧早期、感染等颅内压增高代偿性期。舒张期血流速度(Vd)的升高则伴随着阻力指数(RI)和收缩期/舒张期比值(S/D)的降低;舒张期血流速度降低见于重度缺氧缺血性脑病,一般在病程 2~3 天出现,与脑水肿加重并行,1 周左右伴随水肿逐渐减轻消失,舒张期血流渐恢复正常;舒张期血流恢复越慢,提示临床病情越重。但彩色多普勒超声对血管走行要求高,需要血管与探头间夹角最小,故能够测定的血管数量受到限制。

总之,连续无创的脑功能监测已被愈发广泛地应用于新生儿床旁。NIRS 可以动态反映脑氧供和氧耗的平衡趋势,彩色多普勒超声能发现脑血流动力学改变,aEEG 通过脑电活动反映脑功能,头颅 MRI 则可以直接反映脑结构的异常。同步应用多项常用技术并对参数进行整合可以为我们提供单一技术难以覆盖的信息,有助于我们更加深入地理解新生儿脑发育、脑损伤过程中的病理生理机制,指导早期干预,并为脑损伤患儿的神经发育预后提供敏感的预测指标。

(耿悦航　侯新琳)

参考文献

［1］ PICHLERA G, AVIAN A, BINDER C, et al. aEEG and NIRS during transition and resuscitation after birth: Promising additional tools; an observational study. Resuscitation, 2013, 84: 974-978.

［2］ KIVILCIM G, SERDAT B, EBRU E, et al. Use of amplitude-integrated electroencephalography (aEEG) and near infrared spectroscopy findings in neonates with asphyxia during selective head cooling. Brain & Development, 2012, 34: 280-286.

［3］ GINA A, EUGENIA M, SARA G, et al. Early predictors of short term neurodevelopmental outcome in asphyxiated cooled infants. A combined brain amplitude integrated electroencephalography and near infrared spectroscopy study. Brain & Development, 2013, 35 (1): 26-31.

［4］ HENDRIK JT, ELISE AV, PAUL K, et al. The relationship between electrocerebral activity and cerebral fractional tissue oxygen extraction in preterm infants. Pediatr Res, 2011, 70 (4): 384-388.

［5］ ZHANG DD, HOU XL, LIU YF, et al. The utility of amplitude-integrated EEG and NIRS measurements as indices of hypoxic ischaemia in the newborn pig. Clinical Neurophysiology, 2012, 123: 1668-1675.

第五节　在人工耳蜗植入术后中枢功能监测中的应用

人工耳蜗植入是目前重度、极重度感音神经性聋干预的唯一有效手段。尽管人工耳蜗植入在临床已应用三十余年，并取得了巨大成功，但人工耳蜗植入术后的评估，目前主要集中在听力学评估，缺乏在听觉皮层重塑后，对听觉中枢神经功能有效监测及评估。

听觉通路信息传递时间极短，最短不超过 2ms，因此为了评估人工耳蜗植入后听觉皮层重塑后神经功能，时间精度要求较高。目前临床中，功能磁共振成像（fMRI）、PET-CT 和功能近红外光谱成像（fNIRS）均是研究各种听觉刺激后脑功能活动的量化方法。其中 fNIRS 由于其无创、便携且可床旁监测，更适合儿童。与其他技术相比，fNIRS 有几个明显的优势：① fNIRS 的无创光学性质与人工耳蜗植入体完美兼容，在采集数据时不会发生植入体被损坏的情况;② fNIRS 不需要在血管中注射造影剂,也不会使儿童受到辐射;③ fNIRS 记录时不需要完全镇静或限制活动,检查过程安静即可;④ fNIRS 设备便携性高,并允许在各种环境中进行测量;⑤ fNIRS 有较好的时间分辨率和空间分辨率,允许对皮层血流进行细致的分区域检查,成像后的空间分辨率通常为 $0.8\sim1cm^2$,可对特定皮层区域的活动可以进行功能定位。

2010 年美国波士顿儿童医院的 Sevy 团队使用一个较为简易的四通道 NIRS 监测设备对 5 名植入耳蜗后的患儿及 5 名听觉正常儿童进行了检查,首次证实了不同组别间监测结果的差异性,以及用于人工耳蜗术后植入患者检查的安全可行性。2015—2017 年 Anderson、Stropahl 等团队连续运用 fNIRS 研究耳蜗儿童听觉康复过程中的视 - 听整合,以及跨模式听觉重组过程。

在研究更精确的脑功能分区上,fNIRS 技术也具有其独特的优势。以音乐欣赏相关区域为例,fNIRS 技术可以用于在较为明确的皮层区域内(外侧颞叶 LTL 和颞上回 STG)来分离音乐和语言处理。Armony 等运用 fNIRS 技术揭示了右侧颞叶前部音乐感受区域的存在,这种区域对音乐声的反应强于普通声音,为该区域存在“音乐偏爱性”神经元提供了强有力的支持,主要参与高阶音乐分析,如提取旋律、分离不同乐器声等特异信息。James 等报道听神经病变导致的相关区域的皮层不激活或者损伤,可干扰音调辨别而不影响节奏表现,这可能是耳蜗植入者普遍反映音乐欣赏较为困难、声音细节丢失较多的原因。这也进一步说明,外侧颞叶和颞上回是 fNIRS 技术听觉研究最为相关的区域。说明 fNIRS 技术可以解决以往研究中较为棘手的听觉刺激下精细功能分区问题。

对指导人工耳蜗植入患者康复的研究角度而言,fNIRS 运用的意义在于:①人工耳蜗植入患者,特别是儿童通过手术获得了重新塑造听觉能力的机会。听觉能力从无到有的变化过程,在生命早期往往是十分迅速的,fNIRS 这种无创检查为早期频繁的调机提供了近乎不限次数的全程观察,有望从检查结果、预测听觉能力的康复轨迹,及时指导调机和个体化语训,完善患儿康复方案。② fNIRS 在研究复杂声音环境,比如长对话、噪声环境下的言语声、多人交流、音乐欣赏等方面优势巨大。例如耳蜗植入患者的高音感知能力普遍较差,以往的研究将这种现象归咎于耳蜗电极未覆盖全部频率区域,但却很难解释为何患者的节奏感知能力和正常人区别不大的问题。Ferreri 等使用 fNIRS 研究患者音感知能力,提出了听觉中枢对于声音处理的特征优先理论,更好地解释了这个问题。③ fNIRS 技术运用的便利性,材料编排的灵活性可在结合视觉、唇读、手语等以往难以合并观察的康复要素后,通过研究人工耳蜗植入患者长期听觉剥夺后的重塑规律,来探寻人类感官的多模态重组机制,在脑科学研究范畴提供良好范式(图 5-5-1)。

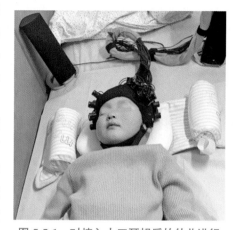

图 5-5-1　对植入人工耳蜗后的幼儿进行功能性近红外光学脑成像检查

检查在幼儿耳蜗植入后每次常规的开机及调机后饱食且睡眠状态下进行。U 形枕便于减少检查过程中头动对数据采集的影响。检查时监护人陪同在侧,若被试者醒来或监护人要求,检查将会终止

综上,与其他功能神经成像手段相比,近红外光学脑成像具有较高的时间分辨率和较好的空间分辨率,同时操作简便安全,运作成本低廉。在研究区域明确,科学问题丰富的研究前提下,在人工耳蜗术后评估领域是一种有效合理的新兴检测手段,可在听障人群植入人工耳蜗前后的追踪性评估中常规使用。若辅以其他神经成像手段有望建立一套新的评估模式,可以与主观听觉言语检查、电生理检查结果相应证,具有很好的应用前景。

我国大量的人工耳蜗植入者是年龄较小、几乎不能配合进行主观测试的婴幼儿,因此 fNIRS 是适宜的中枢功能监测方法,通过对患儿听觉重塑后的脑功能进行纵向评估,针对患儿个体差异指导调机、调整康复方案,以期达到个体的最佳康复效果及全社会综合效益的最大化,走出具有中国自身特点的人工耳蜗术后听觉康复与脑功能重塑研究道路。

(刘玉和)

参考文献

［1］ SEVY AB, BORTFELD H, HUPPERT TJ, et al. Neuroimaging with near-infrared spectros-copy demonstrates speech-evoked activity in the auditory cortex of deaf children following cochlear implantation. Hearing Research, 2010, 270 (1): 39-47.

［2］ ANDERSON CA, WIGGINS IM, KITTERICK PT, et al. Adaptive benefit of cross-modal plasticity following cochlear implantation in deaf adults. Proceedings of the National Academy of Sciences of the United States of America, 2017, 114 (38): 10256-10261.

［3］ STROPAHL M, PLOTZ K, SCHONFELD R, et al. Cross-modal reorganization in cochlear implant users: Auditory cortex contributes to visual face processing. NeuroImage, 2015.

[4] ANGULO-PERKINS A, AUBÉ W, PERETZ I, et al. Music listening engages specific cortical regions within the temporal lobes: differences between musicians and non-musicians. Cortex, 2014, 59: 126-137.

[5] FERRERI L, BIGAND E, BARD P, et al. The Influence of Music on Prefrontal Cortex during Episodic Encoding and Retrieval of Verbal Information: A Multichannel fNIRS Study. Behavioural Neurology, 2015, 2015: 707625.